Frank M. Ahearn und Eileen C. Horan
Spurlos verschwinden

FRANK M. AHEARN UND EILEEN C. HORAN

Spurlos verschwinden

Wie Menschen im digitalen Zeitalter abtauchen – Geheimnisse eines Zielfahnders

Übersetzung aus dem amerikanischen Englisch
von Andreas Simon Dos Santos

PIPER

Mehr über unsere Autoren und Bücher:
www.piper.de

MIX
Papier aus verantwortungsvollen Quellen
FSC
www.fsc.org
FSC® C083411

ISBN 978-3-492-06124-7

Die Originalausgabe erschien 2010 in den USA unter dem Titel
How to Disappear: Erase Your Digital Footprint, Leave False Trails, and Vanish Without a Trace
bei Lyons Press

Satz: Kösel Media GmbH, Krugzell
Gesetzt aus der Joanna
Grafik (Auge): designed by Freepik
Litho: Lorenz & Zeller, Inning am Ammersee
Druck und Bindung: CPI books GmbH, Leck
Printed in Germany

Jede Kriegsführung beruht auf Täuschung.
Sun Tzu

Inhalt

Vorwort zur deutschen Ausgabe

Fast mein ganzes Arbeitsleben lang hatte ich zwei Jobs: einerseits, abgetauchte Personen aufzuspüren, und andererseits, Menschen dabei zu helfen, spurlos zu verschwinden. Zu beiden Dienstleistungen gehört unabdingbar zweierlei, nämlich Informationsbeschaffung und Täuschung. Es gibt nicht immer einen geradlinigen Weg, Leute verschwinden zu lassen, und das gilt noch mehr, wenn man untergetauchte Personen ausfindig machen will. Der Grund dafür ist, dass Daten und Informationen in verschiedenen Teilen der Welt unterschiedlich geschützt werden. Für mich als Profi ist das allerdings kein Hindernis, sondern eher eine Herausforderung.

Wo es darum geht, sich Zugang zu bestimmten Daten über eine Person oder eine Organisation zu verschaffen, gibt es keine Sprachbarrieren oder rechtlichen Hürden, die einen Personenfahnder oder Betrüger wirklich aufhalten könnten. Es geht nur um Informationen, und solange es ein Telefon gibt und die Person am anderen Ende der Leitung Zugang zu den benötigten Daten besitzt, hat der Schnüffler in den meisten Fällen leichtes Spiel. Nur weil Regierungen Datenschutzgesetze erlassen, heißt das noch lange nicht, dass sich die Leute auch daran halten. In Wirklichkeit erhöhen strengere Gesetze nur den Preis der Informationen, halten die Wölfe aber nicht fern. Ich weiß das sicher, weil ich zwanzig Jahre lang selbst einer von ihnen war.

Wer sich gefährlichen Verfolgern entziehen will und zu verschwinden beschließt, muss einer unbequemen Wahrheit ins Auge sehen: Professionelle Personenfahnder werden alles daransetzen, ihre Beute zur Strecke zu bringen, auch wenn sie dazu Gesetze brechen müssen. Der gesetzliche Schutz Ihrer Mobilfunk- und Bankdaten ist für entschlossene Jäger kein Hindernis, und Ihre Geheimnisse sind auch bei Ihren Freunden und Familienmitgliedern nicht sicher. Vergessen Sie nie: Letztlich kann man an alle Informationen herankommen, ganz gleich wie tief sie vergraben sind.

Es besteht ein Missverständnis darüber, wie professionelle Personenfahnder zu Werke gehen. Wir müssen nicht notwendigerweise detaillierte Informationen über eine Zielperson besitzen. Was wir brauchen, ist ein Detail, das die Person von anderen Personen mit demselben Vor- und Zunamen unterscheidbar macht. Dieses Detail ist die eigentliche Personenkennung.

Einige Länder wie die Vereinigten Staaten machen es leicht, nach Personen zu suchen, da vielerorts eindeutige Personenkennzeichen wie die Sozialversicherungsnummer, das Geburtsdatum und andere Daten hinterlegt werden und sich relativ leicht ermitteln lassen. Es gibt außerdem eine Fülle von Datenbanken, die alte Telefonnummern, frühere Adressen und Verwandte der gesuchten Person auflisten. Dabei ist es gar nicht unbedingt von Vorteil, sehr viele Daten über eine gejagte Person zur Verfügung zu haben, denn in einer Flut von Informationen können Fahnder leicht den Überblick verlieren. Zudem wird vieles davon veraltet oder nutzlos sein. Man darf Daten und ihre leichtere oder schwerere Zugänglichkeit also nicht überbewerten: Es sind nicht Datenbanken, die eine Person aufspüren, sondern spezialisierte Menschenjäger. Eine gute Spürnase ist von Informationen nicht abhängig; Personenfahnder suchen nach den Fußabdrücken, die eine Zielperson zurückgelassen hat, und nach den Spuren, die Freunde und Familienmitglieder über sie erzeugt haben.

Wenn in der Öffentlichkeit vom Schutz persönlicher Daten und der Privatsphäre die Rede ist, denkt man für gewöhnlich an digitale Daten. Diese Auffassung ist kurzsichtig und konzentriert sich auf Mobilfunk-, Bank-, Internet- und andere Daten, die sich mit Computern ermitteln und abfischen lassen. Diese Vorstellung verleitet uns dazu, die beileibe nicht digitalen

Handlungen und Fußspuren der Menschen außer Acht zu lassen.

Ein guter Personenfahnder sucht jenseits bloßer Informationen über die Zielperson nach den Spuren, die diese zurückgelassen hat oder die zu ihr führen. Ich brauche nicht unbedingt ein Geburtsdatum, eine Versicherungs- oder Personalausweisnummer. Es spielt dabei auch gar keine Rolle, ob ich Personen aus Deutschland, Frankreich, Österreich oder von den Fidschi-Inseln suche. Noch einmal: Ich benötige nur ein Detail, um die Person zu identifizieren und aufzuspüren. Das könnte der Name einer Schule sein, die sie besucht hat, der Name ihrer Schwester, ihr Geburtsort, ein Facebook-Post über eine Familienfeier, ihre Erwähnung in einem Blog oder ein alter Zeitungsartikel. Ein Detail wird mich zu ihrer Haustür führen.

Bei jeder Ermittlung frage ich mich vorher, für wen ich mich ausgeben will. Tue ich so, als wäre ich selbst die gesuchte Person, und erkundige mich nach meinen eigenen Daten, oder trete ich als Angestellter einer Telefongesellschaft, einer Bank oder einer staatlichen Behörde auf, um Zugriff auf ihre Kundenkonten zu erlangen? Sagen wir, ich müsste zu einer Mobilfunknummer einen Namen und die dazugehörige Adresse herausfinden. Ich könnte leicht die Nummer anrufen und ihrem Eigentümer einen Bären aufbinden:

»Hallo, Udo Täusch von DPD, wir haben ein nicht zustellbares Päckchen für Sie.«

Aus schierer Neugier wird die Person fragen, von wem es ist und wie sie es erhalten kann.

»Das Päckchen ist von Vodafone und enthält diverses Handy-Zubehör.«

Tatsächlich hatte ich bei den meisten Leuten mit dieser Masche Erfolg und bekam die echte Adresse der Zielperson heraus.

»Ach so, eine Sache noch: Wären Sie wohl so nett, Ihren Namen korrekt zu buchstabieren?«

Nachdem ich Name und Adresse der Zielperson herausgefunden habe, muss ich die Angaben auf Korrektheit überprüfen. Ich kann sie verifizieren, indem ich direkt die Mobilfunkgesellschaft anrufe, was illegal ist, weshalb wir das lieber vermeiden sollten. Aber denken Sie immer daran: Andere Schnüffler werden sich nicht an die Gesetze halten. Ein weiteres Problem ist, dass der Mobilfunkanbieter keine physische Adresse der Zielperson haben könnte, sondern nur ein Postfach, oder die Rechnungen werden elektronisch per E-Mail verschickt.

Der einzige verlässliche Weg, die Angaben zu überprüfen, besteht darin, den Stromversorger, den Kabelfernsehanbieter oder den Internetprovider der Zielperson anzuzapfen, denn diese drei Dienste sind anders als ein mobiles Telefon am Wohnort physisch installiert.

»Hallo, mein Name ist Hans Wild, Hausvogteiplatz 6 in 10117 Berlin. Ich hätte eine Bitte: Ob Sie mir wohl sagen könnten, ob ich meine letzte Rechnung bezahlt habe?«

»Guten Tag, Herr Wild, dafür bräuchte ich Ihre Kundenvertragsnummer oder die Zählernummer.«

Da ich keine dieser Nummern kenne und auch keine anderen Kennzeichen der Zielperson, muss ich die Unterhaltung in andere Bahnen lenken.

»Einen Moment bitte, ich muss in meinen Unterlagen nachsehen. Ach so, ganz kurz: Haben Sie mein Kundenkonto aufgerufen oder das meiner Frau?«

»Es ist Ihres, Herr Wild.«

Ohne es zu bemerken, hat der Kundenmitarbeiter die Information bestätigt. Alles hängt davon ab, wie man die Fragen stellt. Ob er mein Konto oder das meiner Frau aufgerufen hat, ist eine völlig harmlose Frage, nicht im Entferntesten kann er ahnen, dass er mir gerade das verraten hat, was ich hören wollte.

Eine andere Taktik, sich Informationen zu erschwindeln, besteht darin, an das Mitgefühl eines Kundenmitarbeiters zu appellieren und mein Problem zu seinem zu machen. Sagen wir, ich wurde angeheuert, um eine in München lebende Person zu lokalisieren, aber alles, was ich habe, ist ihr Name. Ich kann die

Stromanbieter der Stadt durchtelefonieren und folgenden Vorwand benutzen:

»Hallo, mein Name ist Mark Dorfler. Es könnte sein, dass ich Ihnen noch Geld aus einem alten Stromliefervertrag schulde.«

Der Kundenmitarbeiter wird mich nun um meine Adresse bitten, die ich natürlich nicht kenne.

»Es ist mir sehr peinlich, ich hatte ein ernstes Alkohol- und Drogenproblem und war längere Zeit ohne Wohnsitz. Ich bin jetzt trocken und versuche, mein Leben wieder in den Griff zu kriegen. Ich hoffe, Sie können mir helfen.«

Ich schwafle weiter, wie ich mit verschiedenen Leuten in unterschiedlichen Wohnungen zusammengewohnt habe und nicht mehr wisse, ob der Strom auf meinen Namen lief oder nicht. Ich bleibe bei allen Angaben vage.

»Vielleicht können Sie einfach nach meinem Namen suchen. Ich habe nur in München gewohnt.«

Diese Vorgehensweise ist ein Stochern im Dunkeln, ihr Erfolg hängt vom Verständnis des Kundendienstmitarbeiters ab. Ich betrachte diese Art der Täuschung als eine Art Liebesgeplänkel, wo jedes Nein zu einem Ja führt. Ganz gleich, wie viele Anrufe es mich kostet, ob fünf oder fünfzehn, in einem großen Unternehmen findet sich am Ende immer jemand, der schließlich bereit ist, mir zu helfen.

Mit etwas Glück bekommt man auf diese Weise, was man sucht, solange der Name der Zielperson nicht allzu verbreitet ist. Die Kundenmitarbeiterin wird zuerst nach gekündigten Verträgen suchen und zum Beispiel fragen, ob ich am Effnerplatz, in der Hohenzollernstraße oder am Adornoweg wohnte. Während sie spricht, schreibe ich alles mit. Dann rücke ich mit dem heraus, was ich wirklich will.

»Gibt es irgendwelche offenen Kundenkonten unter meinem Namen?«

Alles, was ich will, ist ein Ja oder Nein. Falls sie verneint, verabschiede ich mich dankend und recherchiere die Adressen, die ich notiert habe. Falls sie die Frage bejaht, frage ich:

»Welche Straße steht da?«

Jetzt drücke ich mir die Daumen und hoffe, dass die Servicemitarbeiterin den Straßennamen nennt. Falls nicht, hänge ich auf und wähle den Kundendienst gleich noch einmal, um bei einem anderen Mitarbeiter aufs Neue mein Glück zu versuchen. Zumindest habe ich jetzt Details über gekündigte Verträge, die ich zu meinem Vorteil nutzen kann. Diese Beispiele sind schlicht genug, aber sie machen anschaulich, wie sich Schnüffler auch ohne Kundennummern die Kontoinformationen von Zielpersonen erschleichen können – auch Ihre.

Die Informationssuche fällt in verschiedene Kategorien. Als Erstes sind da die personenbezogenen Daten bei staatlichen Behörden, zum Beispiel das Vorstrafenregister, Gesundheits- und andere Versicherungsdaten. Dann gibt es Kundenkonten bei Mobilfunkanbietern, Banken, Versorgungsunternehmen (Strom, Gas), Kabelfernsehanbietern, Internetprovidern und allen anderen Unternehmen und Diensten, für die wir Monatsbeiträge bezahlen. Dann kommt die Internetsuche, also was man mit Personensuchmaschinen und allgemeinen Anfragen im Netz über eine Person herausfindet, zum Beispiel ob sich irgendwelche Nachrichten über sie ermitteln lassen, ob sie Mitglied in Berufsverbänden, Nachbarschaftsinitiativen, Ehemaligennetzwerken ist, und Ähnliches mehr. Schließlich kommen die Konten bei den sozialen Medien, einschließlich jener von Familienangehörigen und Freunden.

Ein guter Trick ist, eine Mobilfunknummer oder E-Mail-Adresse in der Facebook-Suche einzugeben, das führt manchmal direkt zum Gesuchten. Hat sie oder er eine aktuelle Facebook-Seite, denke ich mir einen Vorwand aus, um weitere Informationen abzuschöpfen. Ich könnte mich nun etwa als Mitglied ihres Ehemaligenvereins ausgeben, als Firma, die eine Stelle anbietet und um ein Gespräch bittet. Oder ich bediene mich des alten, verlässlichen Tricks mit dem beschädigten Paket. Falls der Gesuchte keine aktuelle Facebook-Seite hat, ich aber auf Familienmitglieder oder alte Freunde von ihm stoße, nehme ich unter einem passenden Vorwand Kontakt zu ihnen auf.

Sich als Angestellter einer Firma auszugeben ist einer der leichtesten Wege, Informationen abzuschöpfen. Nehmen wir an, ich wähle die Mobilfunknummer 012344567 und versuche es mit meiner Paketzusteller-Nummer, aber die Gegenseite legt umstandslos auf. Der nächste Schritt wäre, als Kundendienstmitarbeiter der Telefongesellschaft aufzutreten. (Ich sollte erwähnen, dass ich solche Methoden nicht länger anwende.)

Es gibt zwei Möglichkeiten, an Handy-Daten zu gelangen. Ich kann entweder geradewegs den Mobilfunkanbieter anrufen oder eine seiner Verkaufsstellen kontaktieren.

»Hallo, Meierling, Freischaltungsabteilung, wir haben eine Computerpanne, könnten Sie mal zum Test eine Mobilfunknummer abfragen?«

Der Mitarbeiter wird eine Reihe von Fragen stellen: wer ich bin, von wo aus ich anrufe, wie meine ID lautet.

»Meierling, Freischaltungsabteilung, meine ID ist Meierl207, aber Sie haben keinen Zugriff, ich bin der Abteilungsleiter.«

Manche Mitarbeiter werden nun sagen, dass sie keine Informationen herausgeben dürfen, andere werden sie ohne Zögern liefern. Sollte ich jedoch aus irgendeinem Grund scheitern, ändere ich meine Strategie und rufe eine weitere Verkaufsstelle an.

»Hallo, Meierling hier von der Freischaltungsabteilung. Ich glaube, Ihre Verkaufsstelle hat einen Neukunden geworben, zu dem ich ein paar Fragen habe. Die Nummer ist ...«

Der Mitarbeiter wird mich darüber informieren, dass dieser Kunde in seiner Verkaufsstelle keinen Vertrag abgeschlossen hat.

»Okay, kein Problem, aber wo Sie schon mal dabei sind: Könnten Sie den Namen des Kunden korrekt buchstabieren?«

Sich mit solchen Vorwänden Informationen zu erschwindeln ist nicht so sonderlich kompliziert, es kommt einfach darauf an, nicht lockerzulassen. Man muss wirklich nicht gegen Gesetze verstoßen, um sich die Daten anderer zu beschaffen und Personen aufzuspüren. Das Anzapfen ausgewählter Firmen mittels illegaler Methoden ist zielführender und akkurater, aber als Personenfahnder oder Betrüger reicht auch ein bisschen Kreativität, um die rechtlichen Hürden zu umgehen. Falls Sie selbst vorhaben zu verschwinden, seien Sie auf der Hut: Wenn jemand hinter Ihnen her ist, wird er höchstwahrscheinlich das Gesetz brechen. Stellen Sie sich darauf ein.

Selbst dort, wo es schwierig ist, Informationen durch das trickreiche Ausforschen nichts ahnender Menschen zu erlangen, gibt es heute Abhilfe. Mit geeigneter Technologie ist es spielend leicht, Menschen auszuspionieren. Ob in Deutschland, in den USA oder andernorts: Überall kann man mittlerweile zum Opfer heimlicher Überwachung werden. Der Datenklau mithilfe von Spyware, das heißt von speziellen Spionageprogrammen für Computer und Handys, kennt praktisch keine Grenzen.

Sämtliche Eingaben lassen sich mit sogenannten Keyloggern, optischen Überwachungsgeräten und falschen Tastaturen abfischen. Die Fortschritte auf diesem Gebiet sind atemberaubend. Ein Keylogger ist eines der wirkungsvollsten Mittel, um alles aufzuzeichnen, was Sie in Ihr Gerät eingeben: Passwörter, PINs, Text- und Bildnachrichten, E-Mails und alles, was Sie versenden und mit anderen in sozialen Netzwerken teilen, Fotos genauso wie alte und aktuelle GPS-Positionsdaten. Sei es in Form eines heruntergeladenen Programms oder eines Adapters: Ein Schnüffler kann damit alle möglichen vertraulichen Daten und Informationen der Zielperson abschöpfen. Um einen schlichten Keylogger zu installieren, benötigt ein Angreifer Ihr Handy nur für ein paar Minuten; ein Adapter, der genau wie ein Originalteil des Geräts aussieht, ist ebenso leicht und schnell zu platzieren.

Es gibt auch die Möglichkeit, Software ohne direkten Zugriff auf das Gerät via Bluetooth oder mit einer an die Zielperson verschickten E-Mail oder Textnachricht zu installieren. Manche Programme können auch auf die Kamera des Geräts zugreifen und Schnappschüsse machen, ohne dass Sie es bemerken; über das Mikro des Handys können all Ihre Gespräche und Ihre ganze Umgebung in Echtzeit abgehört werden, als säße der Spion direkt neben Ihnen. Denken Sie an all die Orte, an die wir unser Smartphone mitnehmen – da kommt eine Menge zusammen. Die meisten Menschen würden nie selbst Verdacht schöpfen, wenn sie durch solche Methoden *mit ihren eigenen* Geräten abgehört und ausgeforscht werden. In der Regel erkennen Virenschutzprogramme Keylogger nicht, sondern behandeln sie als normale Programme.

Es gibt auch falsche Tastaturen, die über die echten gelegt werden und tatsächlich viel schwerer zu bemerken sind, als man meinen würde. Sie werden häufig von Dieben bei Bankautomaten eingesetzt, um die Geheimzahlen zu stehlen, aber auch von Privatdetektiven und anderen zum Ausspionieren anderer Eingaben.

Meinen Sie, die Fingerabdruck-Sperre schützt Ihr Handy vor dem Zugriff Unbefugter? Weit gefehlt. 2013 gelang es den Hackern vom deutschen Chaos Computer Club, von einem Smartphone einen Fingerabdruck zu gewinnen und daraus eine Silikonkopie anzufertigen. Die Methode ist weit praktischer und humaner, als sich den echten Finger zu besorgen.

PINs und Zugangscodes lassen sich auch mit Kameras ausspionieren. Die sind heute so klein und lassen sich so gut verstecken, dass Sie selbst sie wohl niemals bemerken würden. Natürlich können Sie einen Profi engagieren, der Ihre Wohnung, Ihren Firmenwagen und Ihre Geräte nach Wanzen, Kameras und Keyloggern durchsucht, aber ein paar Tage später sind sie vielleicht schon wieder da.

So ist es heute erschreckend leicht geworden, andere Menschen auszuforschen, und umso schwieriger, sich solchen Angriffen zu entziehen und abzutauchen. Es gibt jedoch Hoffnung, wie dieses Buch zu zeigen versucht.

Frank M. Ahearn & Eileen C. Horan, Dezember 2017

1 Hallo, ich heiße Frank. Schön, Sie kennenzulernen

Sie lesen dieses Buch wahrscheinlich aus einem von zwei Gründen: Entweder Sie haben vor, selbst spurlos zu verschwinden, oder Sie sind neugierig darauf, was man dazu wohl anstellen muss.

Ich habe einmal jemanden wie Sie getroffen. Der Mann* fiel mir in einer Buchhandlung in New Jersey auf, die ich ab und zu besuche, weil es mir Spaß macht, dort Leute zu beobachten. Er war nervös, schaute sich um und nahm ein Buch nach dem anderen in die Hand – Ratgeber, wie man seine Privatsphäre schützt, Bücher über Steueroasen und das Leben in Übersee. Dann schlenderte er zur Abteilung mit den Reiseführern und zog einen Band über Costa Rica aus dem Regal. Mich, den unauffälligen Kerl mit grauem Pferdeschwanz und Sonnenbrille, der ihm in etwa fünf Meter Abstand folgte, bemerkte er in keinem Augenblick.

Wir begaben uns zur selben Zeit Richtung Kasse, wo er sich, fahrig, wie er war, in die Schlange einreihte. Dass ihm jemand folgte, war ihm noch immer nicht aufgefallen. Dann stand er an der Kasse, und ich beobachtete mit hochgezogenen Augenbrauen, wie er die Bücher mit seiner Kreditkarte bezahlte.

Mordsfehler!, dachte ich. Wollte der Bursche wirklich spurlos verschwinden? Das sollte er mal lieber bleiben lassen, denn falls er es doch versuchte, hatte er gerade jedem, der sich an seine Fersen heftete, einen dicken, fetten Hinweis hinterlassen.

Nach dem Bezahlen ging er ins angrenzende Café des Buch-

* Die folgenden Einzelheiten sind natürlich ein wenig verfremdet.

ladens. Ich folgte ihm, besorgte mir einen Caffè Latte und beobachtete, wie er sich an einen Ecktisch hockte und in seinen neu erworbenen Büchern blätterte.

Himmel, was für ein Einfaltspinsel! Weiß er denn nicht, dass hier überall Kameras sind? Ist ihm nicht klar, wie leicht es ist, einem Wachmann die Überwachungsvideos des Ladens abzuluchsen, wenn man die richtigen Worte findet? (Und wen schert es schon, ob die Geschichte erfunden ist oder nicht, solange man an das Material herankommt?) Was, wenn jemand, der ihn sucht, genau das tut? Der arme Bursche tat mir richtiggehend leid. Wenn er einen guten Grund hatte zu verschwinden oder in echten Schwierigkeiten steckte, würde er, so, wie er die Sache anging, keine Chance haben.

Plötzlich kam mir eine Idee. Ich beschloss, den Mann davon abzuhalten, sich ins Unglück zu stürzen. Ich konnte ihm helfen. Ich warf meinen Pappbecher in den Mülleimer, ging schnurstracks zu seinem Tisch, sagte Hallo, gab ihm die Hand und fragte, ob er mir wohl einen Augenblick sein Ohr leihen würde.

Völlig überrascht willigte er ein.

»Frank Ahearn«, stellte ich mich vor und erzählte ihm dann, dass ich seit vielen Jahren Leute jagte, die untergetaucht waren. Meine Auftraggeber zahlten mir Tausende von Dollar, um Personen ausfindig zu machen, die sich aus irgendeinem Grund versteckten: Leute, die sich einer Gefängnisstrafe entzogen, die den Unterhalt für ihre Kinder nicht zahlten, die als Zeugen bei Gericht vorgeladen waren, verängstigte Menschen, die um Leib und Leben fürchteten, und alle Übrigen, die, aus welchen Gründen auch immer, es vorgezogen hatten zu verschwinden. Manchmal waren meine Auftraggeber Klatschreporter, die an Berühmtheiten herankommen wollten. Wenn sie mit den Kindern sprechen wollten, die auf Michael Jacksons Neverland-Anwesen übernachtet hatten, riefen sie mich an. Wenn sie die Kontobewegungen des unter Mordanklage stehenden Footballspielers O. J. Simpson überprüfen wollten, meldeten sie sich bei mir. Einmal heuerte mich ein Paparazzo an, um Ozzy Osbournes private Telefonnummer zu ermitteln. Ich wurde beauftragt, George Harrison zu finden, als er im Sterben lag (ich fand ihn in New Jersey). Meine Arbeit lieferte Stoff für zahllose Titelgeschichten von Boulevardblättern und führte einen Haufen Krimineller ihrer gerechten Strafe zu.

Ich erklärte dem Mann im Buchhandlungscafé, dass die Leute, hinter denen ich her war, mir gewöhnlich die Arbeit erleichterten. Ganz gleich, wie sehr sie sich anstrengten, nicht entdeckt zu werden, ihnen unterlief immer ein Fehler, der sie unweigerlich verriet: Irgendein dicker Patzer führte mich zu ihrem Aufenthaltsort, vielleicht nur ein, zwei Autostunden entfernt. Ausnahmen gab es selten.

Ich deutete auf den Stapel Bücher, den er vor sich auf dem Tisch ausgebreitet hatte. Wenn es seine Absicht war unterzutauchen, erläuterte ich, hatte er bereits den ersten fatalen Fehler begangen. Da er all diese Bücher mit seiner Kreditkarte bezahlt hatte, ließen sich ihre Titel leicht ermitteln. Für jeden Zielfahnder und Privatdetektiv, für jeden Kopfgeldjäger, der sein Geld wert war, würde es ein Kinderspiel sein, seinen Aufenthaltsort ausfindig zu machen.

Hier mein erster Rat an alle Zauberkünstler des Verschwindens: Kaufen Sie dieses Buch nicht mit Ihrer Kreditkarte. (Aber kaufen Sie es unbedingt!)

Der Mann war ohnehin von ziemlich heller Gesichtsfarbe, und jetzt wurde er noch blasser. Er interessierte sich nicht aus Langeweile dafür, spurlos zu verschwinden, es war ihm ernst damit. Zumindest glaubte er das.

Also unterhielten wir uns weiter. Ich erklärte ihm, wie ich und andere Personenfahnder es anstellen würden, ihn aufzuspüren. Ich würde seinen Kreditkartenanbieter anrufen, mich für ihn ausgeben und unter irgendeinem zwingend erscheinenden Vorwand um Auskünfte über »meine« jüngsten Kreditkartenkäufe bitten. Der Mitarbeiter würde mir dann alle kürzlich veranlassten Belastungen der Karte nennen, darunter die gerade gekauften Bücher. Ich würde mich bedanken, auflegen, den Laden anrufen und die Buchhändlerin am Apparat überreden, mir zu sagen, was »ich« mit meiner Kreditkarte gekauft hatte. Dazu würde ich ihr eine Transaktionsnummer oder Name und Adresse eines Kundenkontos angeben.

Sobald ich die Titel der von ihm erworbenen Bücher herausbekommen hätte, fuhr ich fort, würde ich eine ziemlich gute Vorstellung davon haben, wohin er unterwegs war. Danach würde ich die Fluglinien abklappern – US Airways, Copa, American, alle Linien, die Flüge nach Costa Rica anboten –, bis ich mir seine Flugzeiten verschafft hatte. Als Nächstes würde ich die Autovermietungen rund um den Flughafen von San José nach Kundendaten ausforschen. Hatte er dort seinen echten Namen und seine echte Adresse angegeben, würde ich auf diese Weise binnen kürzester Zeit das Hotel finden, in dem er abgestiegen war. Ich würde seine Gläubiger oder die Mafia anrufen oder wer immer mich angeheuert hatte, dem Auftraggeber den Aufenthaltsort der Zielperson verraten, und dann könnte er seinem wunderbaren neuen Leben Lebewohl sagen.

Es war meinem Gegenüber anzusehen, wie er innerlich fluchte. Er war geknickt und durcheinander. Offensichtlich hatte ich seinen tollen Fluchtplan soeben zerschmettert. Trotzdem war er dankbar. Er bat mich um meine Telefonnummer, weil er unsere Unterhaltung gerne fortsetzen wollte. Wir gaben uns die Hand und gingen unserer Wege.

Ich fuhr ins Büro, wo meine Geschäftspartnerin Eileen Horan unermüdlich auf die Tastatur ihres Computers einhämmerte, um die Leute aufzuspüren, mit deren Suche wir beauftragt worden waren. Ich erzählte ihr von dem Kerl im Buchladen, und nachdem wir uns über seinen dummen Fehler amüsiert hatten, begannen wir zu überlegen, wie er sein Abtauchen nach Costa Rica *klüger* hätte einfädeln können.

Das brachte uns zum Nachdenken. War der ungeschickte Bursche zum Untergang verurteilt, ganz gleich was er tat? Oder war es doch möglich, spurlos zu verschwinden? Konnte jemand, der untertauchte, wirklich darauf vertrauen, dass ihn niemand jemals aufspüren würde, nicht einmal Profis wie wir?

Wir gingen alles durch, was wir unternehmen würden, um einen mit allen Wassern gewaschenen Verfolger von seiner Spur abzubringen. Als Erstes würden wir sämtliche Daten und Informationen, die es da draußen über ihn gab, löschen oder vernichten; zumindest würden wir es extrem erschweren, sie zu finden. Dann würden wir eine Fülle falscher Fährten legen und den Verfolger in ein Labyrinth von Holzwegen schicken. Schließlich würden wir dem Kunden mithilfe einer ganzen Reihe anonymer Mietbriefkästen und Guthabenkarten rasch und unauffällig den Aufbau eines neuen Lebens ermöglichen. Wenn Eileen und ich eine Zielperson suchten, nutzten wir vor allem öffentlich zugängliche Personendaten, Bonitätsabfragen, Rechnungen von Versorgern (Strom, Gas) und Personensuchmaschinen. Daher wären wir ziemlich aufgeschmissen gewesen, wenn die entsprechenden Informationen irreführend oder gar nicht verfügbar waren. Es stand zu vermuten, dass die meisten anderen Personenfahnder auf ebenso verlorenem Posten stehen würden.

Das war gut für unser Geschäft, aber schlecht für die Privatsphäre und Freiheit unserer Zielpersonen. Dabei waren wir durchaus der Meinung, dass rechtschaffene Bürger die Möglichkeit haben sollten, alle Brücken hinter ihrem alten Leben abzubrechen und ein neues, diskreteres Leben zu beginnen, wenn sie es wünschten. Warum verdienten wir unser Geld eigentlich nicht damit, Menschen beim Verschwinden zu helfen?

Ich will ehrlich zu Ihnen sein: Diese neue Geschäftsidee gefiel uns aus einer Reihe edler moralischer Gründe, das stimmt, aber uns wurde damals auch immer mulmiger bei unserer Personenjagd. Um unsere Brötchen zu verdienen, mussten wir Tricks anwenden, die jeden Tag illegaler wurden. Immer mehr von den Methoden, die wir zum Aufspüren von Zielpersonen einsetzten, wurden gesetzlich verboten – zum Beispiel eine

Telefongesellschaft anzurufen und vorzutäuschen, Kunde bei ihr zu sein, oder die Kundendienstmitarbeiterin einer Bank zu beschwindeln, um uns den Weg zu den Kontoinformationen eines Gejagten zu erschleichen. Keiner von uns war je verhaftet worden, aber seit einiger Zeit beäugte die Polizei unser Treiben mit sichtlich wachsendem Argwohn. Zunehmend hatten wir das Gefühl, dass unsere Tage in dieser Branche gezählt waren. Ein Vorkommnis, der »Helikopterzwischenfall«, trieb unseren Verfolgungswahn in neue Höhen.

Ein paar Jahre zuvor bewohnten Eileen und ich ein Haus an einem Kanal in Florida. Wir arbeiteten an unseren Computern, als ein ohrenbetäubender Lärm, den kein FBI-fürchtiger Kopfgeldjäger jemals hören möchte, die Luft über dem Haus erfüllte: *Tschott-tschott-tschott-tschott-tschott* …

Eileen und ich blickten uns an, steckten die Köpfe aus dem Fenster und sahen hoch. Verflucht, schwebte da doch tatsächlich ein Hubschrauber nur zehn verdammte Meter über unserem Dach. Wir tauchten wieder ab und rannten durchs Haus wie zwei aufgeschreckte Hühner. Ich rief ihr zu, sie solle aus dem Telefonbuch einen Anwalt heraussuchen. Wenn die Polizei unsere Tür aufbrach, wollte ich die Nummer schon halb gewählt haben, um beim Anruf keine Sekunde zu verlieren.

Eileen öffnete die Haustür einen Spalt und sah Polizeiautos heranbrausen. Wir hofften, dass sie vielleicht unsere Einfahrt verpasst hatten und uns noch ein paar Minuten blieben. Während Eileen auf der Suche nach einem Rechtsanwalt wie wild durch die *Gelben Seiten* blätterte, schmiss ich einen Laptop auf den Boden und trampelte darauf herum. Dann riss ich eine Schublade voller Handys und Telefonkarten auf, warf alles in einen Eimer, rannte auf unsere Veranda und schleuderte den Inhalt in den Kanal. Wenn ich schon in den Knast wanderte, so mein Gedanke, würde ich wegen Vernichtung von Beweismitteln so viel zusätzliche Zeit nun auch wieder nicht aufgebrummt kriegen. Und was hatte ich nicht alles für Beweise zu vernichten …

Weitere Minuten vergingen. Eileen und ich droschen auf unsere gesamte Ausrüstung ein, bis alles entweder in Stücke gehauen oder unter Wasser war. Der Hubschrauber war noch immer da. Warum waren sie noch nicht an der Haustür? »Ist mir jetzt scheißegal«, sagte Eileen. »Ich schwinge mich aufs Rad und schaue nach.« Sprach es und huschte zur Hintertür hinaus.

Eine Viertelstunde später war sie zurück. Ich werde nie ihren Gesichtsausdruck vergessen.

»Das wirst du mir nicht glauben«, sagte sie.

»Was?«

»Da hat sich nur eine verdammte Seekuh in die Kanäle verirrt. Das ist nicht die Polizei, das sind die Wildhüter!«

Ich blickte auf die ganze Ausrüstung mit einem Wert von wahrscheinlich an die 5000 Dollar, die zertrümmert auf dem Boden lag, und dachte an all die Zeit, die es gekostet hatte, unsere Festplatten mit Dateien zu füllen. Und das war nicht das erste Mal, dass ich alles wegen eines falschen Alarms zu Klump geschlagen hatte.

So langsam wurde es Zeit, dieses Geschäft an den Nagel zu hängen.

So war es nur allzu verständlich, dass Eileen und ich über die Aussicht auf ein neues, weniger riskantes Geschäftsfeld aus dem Häuschen waren. Wenn wir Leuten dabei halfen, spurlos zu verschwinden, würden wir nicht mehr wie von der Tarantel gestochen durchs Haus flitzen müssen, wenn sich irgendeine Seekuh in einen Kanal verirrte. Zurück also zu jenem Tag in New Jersey, wo mir in der Buchhandlung der Mann aufgefallen war, der sich in Luft auflösen wollte. Eileen und ich hofften, dass er zurückrufen würde, und wir waren erfreut, als er es tat.

Als Ed Falschname anrief, fragte er, ob wir ihm helfen würden, unentdeckt das Land zu verlassen. Wie ich vermutet hatte, war er nicht nur einfach neugierig darauf, wie man spurlos verschwand – er wollte tatsächlich untertauchen und hatte dafür einen guten Grund. Es stellte sich heraus, dass er ein Informant war, der vom FBI Geld bekommen hatte, um die illegalen Praktiken seiner Firma ans Licht zu bringen. Sein Problem war folglich nicht die Polizei, vielmehr machte er sich Sorgen, dass seine ehemaligen Bosse auf Rache sannen. Ed hatte den Plan gefasst, nach Costa Rica zu gehen, aber nach unserer Begegnung im Buchladen hatte er es sich anders überlegt.

Eileen und ich nahmen den Auftrag an. Wir schrieben alle Methoden des Verschwindens auf, über die wir zuvor gesprochen hatten, und gingen mit unserem frischgebackenen Kunden Schritt für Schritt unser System durch. Erstens änderten wir alle über ihn existierenden Daten, darunter natürlich das Bonusprogramm der Buchhandlung, in der ich ihn kennengelernt hatte. Wir entwickelten eine Vielzahl falscher Spuren für seine Verfolger, indem wir neue Konten eröffneten und Immobilienfirmen in Ländern, in denen er nicht zu leben beabsichtigte, dazu brachten, seine Bonität zu prüfen.

Schließlich schickten wir ihn auf dem denkbar kompliziertesten Weg in seine neue Heimat, indem wir ihn zuerst in ein Flugzeug nach Kanada setzten, von wo aus er nach Jamaika flog, um von dort mit einem kleinen Wasserflugzeug auf die Karibikinsel Anguilla weiterzureisen, wo er ein Bankkonto eröffnete, das er nur kurzzeitig hielt. Wir gründeten eine internationale Kapitalgesellschaft für ihn, um seinen Bankverkehr anonym abwickeln zu können, und überwiesen sein Geld über ein Dreieck von Bankkonten so lange hin und her, bis nicht mehr klar war, wo es herkam. Schließlich landeten er und sein Geld sicher und wohlbehalten in Belize.

Ed war nur der Anfang. Ich hatte eine neue Berufung gefunden. Statt Menschen gegen Bezahlung zu jagen, begann ich, den Verfolgten unter die Arme zu greifen. Nun hatte ich mit Männern mittleren Alters zu tun, die davon träumten, ihren miesen Ehen, Steuernachzahlungen und schnorrenden erwachsenen Kindern zu entkommen. Ich arbeitete mit verängstigten

Opfern von Stalkern, die sich verzweifelt danach sehnten, endlich in Sicherheit zu leben. Ich zeigte Männern und Frauen, deren persönliche Daten kompromittiert waren, wie sie ihre Privatsphäre zurückerlangen und sich neugierigen Blicken entziehen konnten.

Aber es gab auch Leute, denen ich nicht half: Polizisten, Kriminellen und Verrückten. Die jungen Yuppies, die ihr Vermögen vorm Finanzamt verbergen wollten, tat ich mit einem Lachen ab, ignorierte die weitschweifigen E-Mails von Schizophrenen, die überzeugt waren, vom FBI verwanzt worden zu sein, und sagte »Nein danke« zu einem Haufen verdeckter Ermittler und Deppen, die glaubten, ich würde eine Art internationales Verbrechersyndikat leiten.

Wenn Sie übrigens einer von diesen Leuten sind – ein Bulle, ein Krimineller oder ein Irrer –, wird Ihnen dieses Buch nicht helfen, Sie sollten es also wohl lieber einfach zurück ins Regal stellen. Ach was, kaufen Sie's! Verzichten Sie nur einfach darauf, Kontakt zu mir aufzunehmen.

Das Geschäft lief gut, wenn auch nicht exorbitant, bis ich eines Tages einen Artikel für EscapeArtist.com schrieb, eine Webseite für Auswanderlustige. Von diesem Tag an quollen Eileens und mein Posteingang von E-Mails über. Leute schrieben uns aus Finnland, Bali, Kanada, Russland, China, Tokio, Australien, Europa und Südamerika. Es schien, dass die halbe Welt wissen wollte, wie man spurlos verschwindet. Wir hatten einen Nerv getroffen.

Auch ausländische Regierungen wurden darauf aufmerksam. Ich war überrascht, dass in Kanada mein Vermögen eingefroren wurde, nachdem mein Artikel bekannt geworden war. Anscheinend löste er bei den Behörden Panik aus. Liebe Kanadier, falls ihr dies hier lest: Ich bin wirklich kein Gauner.

Mittlerweile habe ich über hundert Menschen dabei geholfen, sich in Luft aufzulösen. Im Gefolge der Finanzkrise ist die Nachfrage nach meinem Rat sogar noch gestiegen: Vorstände setzten sich von sinkenden Schiffen ab, entlassene Arbeitnehmer ergriffen die Gelegenheit, sich den lange gehegten Traum vom Leben auf einer tropischen Insel zu erfüllen. Sie ist so hoch, dass ich richtig Geld für meine Arbeit verlangen kann. Mit diesem Buch kommen Sie weitaus günstiger davon. Betrachten Sie es als das, was ich der Gesellschaft zurückgebe, oder als eine Art Karma all der verrückten Dinge, die ich früher getan habe.

Und es waren wirklich eine Menge verrückter Dinge. Als privater Personenfahnder oder »Kopfgeldjäger« gehörte ich zu den Besten der Branche und setzte Methoden ein, die, wie erwähnt, nicht immer ganz koscher waren. Ich spürte unzählige Leute auf, indem ich ihre Banken, ihre Telefongesellschaften, ihre Mütter, ihre Geschwister und ihre Freunde anrief. Ich bezirzte ein paar Kundenmitarbeiter oder schwatzte Familienmitgliedern ein paar wertvolle Informationen ab und bekam dadurch manchmal im Nu den Aufenthaltsort einer Zielperson heraus. Allerdings waren, wie ich meinem ersten Kunden, dem ich beim Verschwinden half, schon sagte, die meisten Untergetauchten erschreckend einfach zu finden. Statt sich die Zeit zu nehmen, sich planvoll in Luft aufzulösen, gingen sie einfach weg, benutzten auf der Flucht aber weiter ihre Kreditkarten und Vielfliegerprogramme. Ganz schön blöd.

Dieses Buch ist mein Oberseminar für Leute, die sich aus dem Staub machen wollen, ohne die gleichen Fehler zu begehen. Ich maße mir kein Urteil über die Gründe an, die Sie bewegen mögen, aus Ihrem bisherigen Leben auszusteigen. Gewiss haben Sie einen triftigen und berechtigten Grund, Ihre Privatsphäre zu schützen. Vielleicht haben Sie gerade in der Lotterie gewonnen und möchten unbedrängt Ihren Gewinn genießen. Vielleicht sind Sie ein bedrohter Zeuge, der sich von den staatlichen Sicherheitsorganen im Stich gelassen fühlt. Womöglich sind Sie eine misshandelte Ehefrau oder einfach eine normale Bürgerin, die wissen möchte, welche Informationen über sie existieren und wie sie diese vor Datenklau schützen kann. Sie könnten aber auch genauso gut ein ehrgeiziger Juwelendieb sein, der stets auf der Suche nach neuen Ideen ist (solange ich es nicht weiß …).

Sie haben es mit einem Ehrfurcht gebietenden Gegner zu tun. Wer auch immer hinter Ihnen her ist – sei es ein alter Arbeitgeber, ein Gläubiger oder ein Identitätsdieb –, könnte einen gewieften Privatdetektiv oder Personenfahnder anheuern, und wenn das passiert, sind Sie in großen Schwierigkeiten. Private Personenfahnder sind Berufslügner, die sich für Sie ausgeben, für einen engen Freund oder ein Familienmitglied, um aus Mitarbeitern von Kundendiensten, Angestellten, Empfangspersonal und sogar Ihren Liebsten alles herauszuholen, was sie über Sie wissen. Die einzige Möglichkeit, sich gegen solche Maschen zu wappnen, besteht darin, selbst ein bisschen zu schwindeln. Das ist der Schlüssel all meiner Ratschläge zum erfolgreichen Verschwinden: *Bekämpfen Sie Betrug mit Betrug.*

Aber bevor Sie lernen, wie Sie sich wehren können, müssen Sie wissen, gegen wen Sie antreten. Sprechen wir also darüber, wie routinierte Personenfahnder vorgehen.

2 Lernen Sie den Feind kennen: Der Personenfahnder

Einen Großteil meiner beruflichen Laufbahn habe ich mit dem Aufspüren von Zielpersonen verbracht. Um Informationen über sie zu bekommen, belog ich Telefongesellschaften und Banken, ja sogar Strafverfolgungsbehörden. Die meisten Methoden, die ich früher benutzte, sind heute streng verboten, ich empfehle Ihnen also nicht, sie auszuprobieren. Aber sie zu kennen lohnt in jedem Fall, denn wenn jemand ernsthaft hinter Ihnen her ist, wird er sich wahrscheinlich nicht darum scheren, ob er das Gesetz bricht. In diesem Kapitel werde ich Ihnen anhand von Geschichten aus meinem eigenen Leben sechs wichtige Prinzipien der Personenfahndung vorstellen.

> **Personenfahnder:** Eine Person, die davon lebt, Zielpersonen aufzuspüren und an vertrauliche Informationen heranzukommen. Zu den Gesuchten solcher »Kopfgeldjäger« gehören flüchtige Straftäter, Männer, die keinen Unterhalt zahlen, vorgeladene Zeugen und so ziemlich jeder andere, der sich versteckt zu halten versucht.

Man kann meine ganze frühere Karriere in drei Wörtern zusammenfassen: Lügen gegen Bezahlung. Wenn mich jemand fragt, wie ich in dieses Metier gekommen bin, antworte ich immer: »So ziemlich überall sonst wäre ich nicht vermittelbar gewesen.« Das ist die Wahrheit. Als ich auf die Personenfahndung stieß, hatte ich meine Berufung gefunden. Erfolgreiche Personenfahnder besitzen die Fähigkeit, der Person am anderen Ende der Leitung alle möglichen Geschichten glaubhaft erscheinen zu lassen, um ihr die benötigten Informationen zu entlocken. Das war Eileens und mein Spezialgebiet.

In meinen Zwanzigerjahren fing ich als Ladendetektiv an und bewies Talent bei der Überführung diebischer Verkäufer. Als mich die Arbeit zu langweilen begann, weil es kaum um etwas ging, schlug ich meinem Boss in der Detektei einen Deal vor: Wenn es mir gelänge, an die Liste seiner privaten Telefongespräche zu kommen, würde er mich dann vom Kaufhausdetektiv zum Personenfahnder befördern und mir ein Büro geben? Er lächelte und meinte, falls es mir gelänge, an seine privaten Telefondaten zu kommen, würde er mir nicht nur den gewünschten Job geben, sondern seinen bisherigen Personenfahnder entlassen.

An jenem Abend ging ich in eine Telefonzelle und rief alle möglichen Telefongesellschaften an, um herauszufinden, über welchen Anbieter mein Chef seine Ferngespräche führte. Als ich ihn gefunden hatte, gab ich vor, meine Telefonnutzung des letzten Monats durchgehen zu müssen. Das Einzige, was der Kundenbetreuer von mir wissen wollte, war die Wohnadresse, die mein Chef angegeben hatte, und die kannte ich. Nach einer kurzen Pause begann der Mitarbeiter, Vorwahlen und Telefonnummern herunterzulesen. Der Vorwand hatte perfekt funktioniert.

Täuschung: eine irreführende Ausrede, ein Vorwand, eine Lüge, um jemandem sensible Informationen zu entlocken. In der eben erwähnten Geschichte bestand die Täuschung darin, dass ich mich als mein Boss ausgab und mir unter dem Vorwand, »ich« müsse meine Telefongespräche überprüfen, dessen Anrufliste durchgeben ließ.

Am nächsten Morgen spazierte ich ins Büro meines Chefs und legte ihm den gelben Notizblock mit den Telefonnummern auf den Schreibtisch. Er nahm ihn, warf einen Blick darauf und erkannte sofort, was er da in Händen hielt. An jenem Freitag hatte der alte Personenfahnder seinen letzten Arbeitstag. Es gab jetzt einen neuen.

Später hatten der Boss und ich »kreative Differenzen«, ich verließ die Firma und gründete meine eigene. In der investigativen Unterwelt, wo ein illegaler Markt für vertrauliche Informationen blühte (und bis heute blüht), fühlte ich mich rasch zu Hause. Dort werden Informationen gekauft, verkauft und getauscht.

Was mich zum ersten Prinzip der Personenfahndung bringt:

Ihre persönlichen Informationen sind eine wertvolle Ware, ganz gleich wer Sie sind, und es wird immer Leute geben, die daran interessiert sind, an sie heranzukommen.

Das gilt für rechtschaffene Bürger ebenso wie für Kriminelle. Ob jemand Sie aufspüren möchte oder Ihre Identität stehlen will, er oder sie wird bereit sein, dafür einiges auf den Tisch zu legen.

Als ich entdeckte, wie wertvoll vertrauliche Informationen und persönliche Daten sind, stieg ich ins Geschäft des Informationshandels ein. Ich begann als Händler, das heißt, ich kaufte Informationen und verkaufte sie an andere weiter, doch als einige meiner Quellen unzuverlässig wurden, beschloss ich, mir das Material selbst zu besorgen. Ich war gut darin, durch Tricks und kleine Täuschungsmanöver wertvolle Informationen abzuschöpfen: welche Vorstrafen jemand hatte, wie seine Sozialversicherungsnummer lautete etc. Ich übernahm solche Ermittlungen, ohne Fragen zu stellen, solange der Preis stimmte.

Eine typische Prominentenjagd

Vor ein paar Jahren äußerte sich George Clooney in einem Interview abfällig über Boulevardblätter und bezeichnete sie als »letzten Dreck« oder etwas in der Art. Heute belegt er gern die Paparazzi mit diesem Ausdruck, wie Sie vielleicht wissen, wenn Sie regelmäßig die Klatschpresse lesen. (Ich weiß natürlich, dass Sie das nur tun, wenn Sie beim Friseur oder Zahnarzt warten, stimmt's?)

Kaum hatte Clooney das Interview gegeben, bekam ich ein Fax mit dem schlichten Auftrag: »Finden Sie George Clooney.« Anmerkung für Prominente: Wer die Klatschpresse beleidigt, wird von ihr nur umso unerbittlicher gejagt. (Vielleicht ist das der Grund, warum George Clooney so schlecht über sie spricht.)

Auf dem Höhepunkt meiner Karriere als Personenfahnder verdiente ich ausgezeichnet – manchmal zehntausend Dollar pro Woche. Ich hatte genug Geld, um ein Büro zu mieten und zehn Leute zu beschäftigen, die mich unterstützten, darunter Eileen, die Buchhalterin, die schließlich meine Geschäftspartnerin und Co-Autorin wurde. Wir beschafften Informationen für Klatschblätter, und zwei oder drei Mal in der Woche erhielten wir den Auftrag, über einige der größten Berühmtheiten im Land Schmutz auszugraben.

Meine Tage begannen mit einer Tasse Kaffee und einem Stapel Faxe mit Aufträgen: die Anrufliste einer Person zu ermitteln, die Kontoauszüge einer anderen zu beschaffen, das Vorstrafenregister einer dritten zu besorgen ... Leute, deren Namen über meinen Schreibtisch wanderten, konnten sich auf eine Menge Ärger gefasst machen. Ich hockte mich dann hin und überlegte, was ich über die Person wusste und wo sie wahrscheinlich Hinweise auf ihren Aufenthaltsort hinterlassen hatte: bei Versorgungsunternehmen, bei Kundenprogrammen von Kaufhäusern, in Vielfliegerklubs. Dann würde ich zum Hörer greifen und mir die gewünschte Information unter einem Vorwand beschaffen.

Die Arbeit lief gut, ich war gewieft genug und kreativ, immer wieder kamen mir originelle Einfälle, wie ich Leute überzeugen konnte, mir das zu geben, was ich wollte.

Das führt mich zu einem zweiten Prinzip der Personenfahndung:

Der Handel mit Informationen ist genau wie jedes andere Geschäft. Man muss Marktlücken aufspüren und füllen. Aufgrund des hohen Konkurrenzdrucks unter Personenfahndern werden die Guten immer besser.

Es gibt eine Menge Leute, die laufend ihre Methoden verbessern, um für zahlungskräftige Auftraggeber die privaten Daten und Informationen anderer Menschen auszuspionieren. Beständige Wachsamkeit ist geboten, um solche Angriffe abzuwehren.

Manchmal bekam ich höchst ausgefallene Aufträge. Zum Beispiel bot mir einmal jemand zweitausend Dollar, um herauszufinden, ob zehn zufällig ausgewählte Menschen vorbestraft waren. Mir kam eine Idee, wie ich das in einer Viertelstunde bewerkstelligen konnte: mithilfe eines Spielzeugeimers, einiger Münztelefone und eines Haufens Kleingeld. Mit dem roten Plastikeimer ging ich in eine Peepshow am Times Square, der in jenen Tagen noch eher zwielichtig als touristisch war, wechselte an einem der Automaten dreißig Dollar in Münzen und fuhr acht Blocks nach Süden zur Penn Station. Hier parkte ich an einer der vielen Reihen mit Münzfernsprechern, die heute alle verschwunden sind, rief ein Polizeirevier in der South Bronx an und ließ mich zu einem Beamten durchstellen.

Ich gab mich als Detective Christopher aus Midtown South aus und erklärte, dass unser Telex defekt sei und mein Gesprächspartner für mich ein paar Namen überprüfen müsse. Er war über die Anfrage nicht erfreut und bat mich um eine Rückrufnummer. Ich gab ihm eine. Zufällig war es die Nummer der leeren Telefonzelle neben mir.

Ein paar Sekunden später klingelte dieses Telefon und ich antwortete mit verstellter Stimme: »Midtown South.« Der Polizist fragte nach Detective Christopher. Ich bat ihn, in der Leitung zu bleiben, und bedeckte die Sprechmuschel, damit er nicht die Zugansagen hören konnte, die aus den Lautsprechern plärrten. Ein paar Passanten starrten mich argwöhnisch an.

»Seine Leitung ist besetzt«, sagte ich. »Möchten Sie eine

Nachricht hinterlassen?« Er verneinte und legte auf. Dann rief er die erste Telefonnummer zurück, die er ja auf dem Display gesehen hatte, und fragte: »Was benötigen Sie, Christopher?«

Schon gehörten zweitausend Dollar mir. Der Schulabbrecher Frank Ahearn war wirklich im richtigen Metier gelandet.

Privatdetektive können, wie man sieht, einige Kreativität entwickeln. Die Geschichte illustriert zudem einen dritten Grundsatz der Personenfahndung:

Wenn es da draußen akkurate Informationen über Sie gibt, die ein Schnüffler aufspüren könnte, wird es ihm gelingen, vorausgesetzt, ihm oder ihr stehen genug Zeit und Geld zur Verfügung.

Denken Sie darüber nach: Drei Telefonate mit einem Polizisten reichten, und der ganze Schwindel kostete mich nur eine Viertelstunde. Falls mir ein bestimmter Polizist die Auskunft verweigert hätte, dann hätte ich eben bei einem anderen Revier weitergebohrt. Jedes Nein führt schließlich zu einem Ja, und wenn mein Kunde genug Geld gehabt hätte, um mich für

---

Franks Regeln für die Kopfgeldjagd

- Von einem Kundenbetreuer kann man am Telefon so ziemlich alles bekommen – mit der richtigen Einstellung oder für den richtigen Preis. Jedes Nein führt schließlich zu einem Ja.
- Man muss sich wirklich für den halten, für den man sich ausgibt, denn, wie George Costanza in der Sitcom *Seinfeld* sagte: »Es ist keine Lüge, wenn du daran glaubst!« Ich hatte keine Bange, arrogant zu werden, und fragte nach einem Vorgesetzten, wenn jemand meine Geschichte in Zweifel zog.
- Viel plaudern hilft. Wenn ich eine ältere Dame am Telefon hatte, erzählte ich ihr, dass meine Tochter kurz davorstand zu heiraten.

Wenn es ein junger Bursche war, quatschte ich über meine jüngste Karibikreise mit meinen Freunden oder wie ich neulich bei einem Wet-T-Shirt-Contest das Bier vom durchnässten Hemd eines Mädchens ablecken durfte. Ich entführte Kundenbetreuer aus ihrem Alltag, um in kürzester Zeit eine Beziehung zu ihnen aufzubauen.

- Wenn sich bei einer Firma die automatische Anrufverwaltung meldet, empfiehlt es sich, die Null zu drücken, der magische Knopf, um einen Menschen aus Fleisch und Blut an den Hörer zu bekommen. Sobald ich jemanden in der Leitung hatte, spulte ich mein Kopfgeldjäger-Stottern ab: »I-i-i-ich k-k-konnte d-das S-S-System w-wegen m-m-meiner Be-Be-Behinderung nicht b-b-benutzen«, und schwindelte mich dann ans Ziel. Oder ich fingierte ein Tourette-Syndrom. Nichts wirkt so gut, wie fünfmal hintereinander »Scheiße« zu sagen, denn dann wollen einen die Leute so schnell wie möglich wieder loswerden. (Für all mein Fluchen werde ich wohl in der Hölle schmoren.)
- Man fragt nie direkt nach dem, was man will. Ich sagte nicht: »Hey, kann ich meine Kontonummer haben?«, oder: »Wie lautet noch mal meine Adresse?« Vielmehr dachte ich mir sorgfältig eine Geschichte aus, damit mir mein Gesprächspartner die gewünschte Information fast in einem Nachgedanken verriet.

---

mehrere Tage zu buchen, hätte ich noch viel mehr über diese Leute herausfinden können als ihre Vorstrafen. Genauso hätte ich zum Beispiel ihre Kreditkartenabrechnungen und Kontoauszüge beschaffen können. Und mehr.

Tatsächlich ist die Personenfahndung mit den Jahren vielfach noch leichter und effizienter geworden. Es gibt nicht mehr viele Münztelefone, dafür kann man sich nun überall und zu jeder Zeit mit zwei Prepaid-SIM-Karten in Billighandys aus dem Elektronikmarkt Informationen erschwindeln. Man muss sich nicht einmal gut mit Computern auskennen, auch wenn das sicher nicht schadet. Die Leute fragen mich oft, wie viele Programmiersprachen ich beherrsche. Die Antwort lautet:

keine. Die Sprache, die ich fließend beherrsche, ist das Schwindeln!

Informationen herauszufinden ist leicht, wenn man sich traut und sich einzuschmeicheln versteht, daher das vierte Prinzip:

Solange Unternehmen Kundenbetreuer aus Fleisch und Blut beschäftigen – und als Kunde hoffe ich, dass es immer so bleiben wird –, ist alles, was ein guter Personenfahnder braucht, Charme und ein Telefon.

Die besten Kopfgeldjäger finden heraus, was immer sie wollen, sobald sie eine reale Person an der Strippe haben. Sie wären überrascht von den Organisationen, die ich mit schlichten Telefongesprächen foppen konnte: Scotland Yard, Interpol und Polizeireviere sowie Banken in ganz Amerika. Ich selbst habe mich mittlerweile aus der Welt der Kopfgeldjagd zurückgezogen, aber es gibt natürlich weiterhin zahlreiche Leute wie mich da draußen, die mit Kundenmitarbeitern reden und ihnen Informationen entlocken, indem sie ihnen Honig um den Mund schmieren.

Schauen wir uns an, welche Masche ein Detektiv benutzen könnte, wenn Sie zu einem süßen Leben unter Palmen geflohen sind und er den Auftrag erhalten hat, Sie ausfindig zu machen. Erstens wird Ihr Verfolger ein billiges Handy kaufen und gegen eine kleine Gebühr eine Personensuche im Internet über Sie starten. Personensuchmaschinen und Auskunfteien fragen nie, warum man nach Informationen über jemanden sucht.

Meine Unterhaltung mit Scotland Yard

BURSCHE BEI SCOTLAND YARD: »Ja, hallo?«

ICH: »Hi, mein Name ist Pat Brown, ich bin von der New Yorker Joint Task Force. Ich habe da ein kleines Problem. Ich bearbeite einen Juwelendiebstahl und habe einen Personennamen, bei dem es sich um einen

Aliasnamen handeln könnte. Ich hoffe, Sie können mir da weiterhelfen.«

BURSCHE BEI SCOTLAND YARD: »Warum sprechen Sie nicht mit [französischer Name], meinem Kollegen bei Interpol? Der hilft Ihnen weiter.«

So einfach ist es, die internationalen Strafverfolgungsbehörden hinters Licht zu führen. Derselbe Trick funktionierte auch beim Zoll. Meine Gesprächspartner nahmen einfach an, dass ich Polizist sei.

Über solche speziellen Internetdienste könnte der Schnüffler eine alte Adresse von Ihnen finden, eventuell die Namen einiger Ihrer Verwandter oder eine alte Telefonnummer. Wenn er auf eine alte Adresse stößt, könnte er mit seinem Guthabenhandy bei Buchhandlungen in der Gegend herumtelefonieren. Nach einigen Anrufen wird er womöglich auf den Laden stoßen, wo Sie all die Bücher erworben haben, um Ihre großartige Flucht zu organisieren, und sagen:

ZIELFAHNDER: Hallo, mein Name ist Pat Cooper von der Kreditabteilung. Unsere Computer sind abgestürzt, dabei sind einige Namen aus dem System verschwunden. Wären Sie so nett, einmal nachzuschauen, ob ein Kunde namens Jimmy Chris eine Rabattkarte bei uns hat?

Der Angestellte wird den Anrufer nun üblicherweise darum bitten zu warten, während er die Anfrage überprüft.

ANGESTELLTER: Ja, wir haben einen Kunden namens Jimmy Chris.

ZIELFAHNDER: Wunderbar. Wohnt er Ritz Lane 13?

ANGESTELLTER: Genau das ist er.

ZIELFAHNDER: Ich müsste kurz seine Käufe durchgehen. Ich glaube, einige Käufe von Mr. Chris wurden aus seinem Konto gelöscht.

ANGESTELLTER: Hier steht, dass er einen Reiseführer über Costa Rica, ein Buch über Steueroasen und Dr. Seuss' *Wie schön! So viel wirst du sehn!* gekauft hat.

ZIELFAHNDER: Danke für Ihre Hilfe. Haben Sie einen schönen Tag.

ANGESTELLTER: Danke, Sie auch!

ZIELFAHNDER: Ach so, eine Sache noch: Haben Sie eine E-Mail-Adresse? Ich will ihm nur mitteilen, dass wir sein Konto in Ordnung gebracht haben und ihm einen Coupon schicken.

ANGESTELLTER: Ja: __________@yahoo.com.

Der Schnüffler weiß nun, dass Sie Bücher über Reisen und Steueroasen erworben haben. Das ist für seine Ermittlung eine erstklassige Spur. Er hat jetzt auch Ihre E-Mail-Adresse. Vielleicht durchforstet er als Nächstes Netflix und entdeckt einen Reisedokumentarfilm über Panama auf Ihrer Liste. Wenn Sie wirklich in Panama sind, war's das für Sie.

Das klingt alles zu einfach, nicht wahr? Aber ich versichere Ihnen: So arbeiten Personenfahnder wirklich. Nicht viele Leute haben den Mut, beliebige Firmen anzurufen und sich für jemand anders auszugeben, daher denken die Leute am anderen Ende der Leitung selten daran, Fragen zu stellen, wenn das geschieht. Noch beängstigender ist die Tatsache, dass diese Methode bei jedem funktioniert – nicht nur bei schlafmützigen Kundendienstmitarbeitern, sondern auch bei Ihren Freunden und Familienmitgliedern. Das ist das fünfte Prinzip der Zielfahndung:

Ein guter Personenfahnder schafft es meist, jedem Informationen zu entlocken, der welche besitzt.

Dazu gehören Ihre Nachbarn, die Haushälterin und sogar Ihre Mutter. Wenn Sie mir nicht glauben, hier ein paar Geschichten, um Sie eines Besseren zu belehren.

Einmal rief mich ein guter Kunde an und gab mir den Namen einer Frau. Alles, was er wissen wollte, war ihr Aufenthaltsort. Das war nicht weiter schwer. Eileen und unsere Assistentin Karen klapperten die üblichen Anlaufstellen ab, riefen Telefongesellschaften und andere Quellen unter dem Vorwand an, diese Frau zu sein. Bald hatten wir eine Ahnung, wo sie sich wahrscheinlich versteckt hielt.

Als Nächstes rief ich den Anschluss des Hauses an, in dem sie möglicherweise wohnte. Ihre Haushälterin ging ans Telefon, und die Unterhaltung verlief etwa wie folgt:

HAUSHÄLTERIN: Hallo?

ICH: Hi, Pat Brown hier von UPS. Wir haben ein beschädigtes Paket für Frau X [ich spreche den Namen der Frau absichtlich falsch aus].

HAUSHÄLTERIN: Hmmh.

ICH: Wir benötigen eine Unterschrift, deshalb wollte ich fragen, wann sie voraussichtlich zu Hause ist.

HAUSHÄLTERIN: Hmmh.

ICH: Gut, dann lasse ich das Paket zurückgehen.

HAUSHÄLTERIN [Pause]

ICH: Soll ich es wirklich zurückgehen lassen?

HAUSHÄLTERIN: Nein … nein. Sie können es herbringen.

ICH: Gut, wann sollen wir wegen der Unterschrift vorbeikommen?

HAUSHÄLTERIN: Sie wird etwa um sechs zurück sein.

Danke und *klick*. Ich rief meinen Auftraggeber an und meldete, dass die Zielperson an dem und dem Ort zu einer bestimmten Zeit anwesend sein werde. »Um wen handelt es sich überhaupt?«, fragte ich.

»Schauen Sie die Nachrichten«, erwiderte er.

Später, als ich in meiner Stammkneipe ein Bier schlürfte, lief eine Nachrichtenmeldung über Bill Clinton und eine mögliche Affäre mit einer Praktikantin im Weißen Haus über den Bildschirm. Ich riss die Augen auf: Verdammt, wir haben Monica Lewinsky aufgespürt!

Dann gab es da den Fall, wo mir ein Mann namens Mr Benny – der auf dem Gebiet der Abfallentsorgung tätig war, wenn Sie verstehen, was ich meine – den Auftrag erteilte, »alles« über einen gewissen Mann herauszufinden. »Was meinen Sie mit ›alles‹?«, fragte ich.

»Verdammt, *alles*!«, erwiderte er. »Haben Sie was an den Ohren?«

Ich antwortete, dass ich ihn sehr wohl gehört hätte, aber nicht wisse, was mit »alles« gemeint sei.

»Quatschen Sie nicht rum«, maulte er. »Niemand mag Quatschköpfe. ›Alles‹ heißt: *alles*!« Dann legte er auf.

Nichts war schlimmer als ein Auftraggeber, der »alles« über eine Zielperson wissen wollte – na ja, höchstens, wenn obendrein auch noch seine Mittel begrenzt waren. Mr Benny nannte nie ein Budget und ich hatte ihm auch nie eine Rechnung geschickt. Er bezahlte immer cash am selben Ort zur selben Zeit in Downtown Manhattan, und wenn ich den Termin verpasste, hatte ich Pech gehabt.

Ich spulte das Standardprogramm des Personenfahnders ab: Kfz-Suche, Überprüfung der Kreditkartenabrechnung und Vorstrafenregister. (Die meisten Privatdetektive in den USA beginnen mit diesen drei Suchen.) Dann versuchte ich es bei den Versorgungsunternehmen. Ich suchte und suchte und suchte. Dieser Bursche war ein Niemand. Er lebte am Arsch von New Jersey und war ein arbeitsloses Gewerkschaftsmitglied mit einem Alkoholproblem.

Praktisch alles, was ich in Händen hielt, waren sein Geburtsdatum, seine alten Stromabrechnungen sowie Name und Adresse seiner Mutter. Ich zermarterte mir das Hirn, bis mir auffiel, dass er im folgenden Monat Geburtstag haben würde. Ich sprang auf, schnappte mir mein Eimerchen mit Kleingeld und fuhr zu einer Telefonzelle an der Route 17 in Jersey. Ich warf ein paar Münzen ein, lauschte dem Wählton und hörte das überaus nette »Hallo« seiner Mutter.

»Hallo, Mrs Jones«, sagte ich. »Pat Brown hier. Ich weiß nicht, ob Sie sich an mich erinnern, ich bin ein Arbeitskollege Ihres Sohns in Newark.« Und ob sie sich an mich erinnerte! Es sei ja schon wieder so lange her, seit wir uns das letzte Mal gesehen hätten, wie doch die Zeit verfliege. Ich bin sicher, dass es irgendwo als Sünde zählt, wenn man ältere Damen verarscht, aber man muss ja schließlich seine Brötchen verdienen.

»Wir wollen nächsten Monat eine Geburtstagsfeier für Ihren Sohn veranstalten«, schwindelte ich. »Es soll eine Überraschungsparty nach dem Motto ›Das ist dein Leben‹ werden.«

»Oh, wie *nett*!«, frohlockte sie. Meine Freunde und ich, fand sie, seien ja wirklich die besten Kumpels der Welt, wo ihr Sohn doch gerade eine solche Pechsträhne habe. »Wissen Sie«, flüsterte sie vertraulich, »es sind die Pferde. Da wird er sein Geld los.«

Ich fragte mich, ob er Mr Benny eine große Summe schuldete, aber mir wurde klar, dass man ihm in dem Fall bereits ein halbes Bein abgehackt hätte. Deshalb sagte ich: »Was ich von Ihnen möchte, falls es Ihnen nichts ausmacht: Könnten Sie mir ein bisschen aus seinem Leben erzählen?«

Wir fingen beim Kindergarten an, dann kam das Zeltlager, seine erste Freundin, seine erste Arbeitsstelle, Highschool, Ferien in den Pocono Mountains, seine besten Freunde, seine Lieblingsfootballmannschaft, seine Krankenhausaufenthalte und so weiter und so fort. Bis ich mich endlich zur Gegenwart vorgearbeitet hatte – das Was, Wann und Wo seines aktuellen Lebens –, war ich schon bei meinen letzten zehn Münzen angelangt. Ich hatte noch immer nichts Interessantes ausgegraben, bis auf ein heißes Model, mit dem er einmal liiert gewesen war.

Ich fuhr zu einer Peepshow zwanzig Minuten entfernt und besorgte mir am Geldwechsler eine neue Ladung Kleingeld, um Mr Benny anzurufen. Wie sich herausstellte, war die Freundin das Problem. Sie hatte Mr Benny gerade sitzen gelassen, worüber er vor Wut tobte. Er war auch stinksauer auf *mich*, weil ich etwas ziemlich Wichtiges über den Pferdewetten-Unglücksraben nicht herausgefunden hatte: Sein Vater und Mr Benny waren zusammen im Knast gewesen. *Ups!* Aus irgendeinem Grund hatte seine Mutter versäumt, das zu erwähnen.

Auch Schnüffler machen Fehler. Uns entgeht eine entscheidende Information, wie es mir bei Mr Bennys Zielperson passierte, oder uns rutscht am Telefon etwas heraus, das den Argwohn unseres Gesprächspartners weckt. Manchmal füttert uns eine Quelle mit falschen Informationen. Zum Glück müssen wir uns keine Sorgen machen, dass unsere Fehler auf uns zurückfallen, denn in unseren Handys stecken Guthabenkarten, wir bezahlen mit Guthabenkreditkarten und schützen uns noch mit anderen Methoden davor, dass jemand unsere Identität ermittelt, zum Beispiel indem wir nur öffentlich zugängliches WLAN nutzen. Und da haben wir das letzte Prinzip der Personenfahndung:

Detektive können sich auf der Suche nach Ihnen beliebig viele Fehler leisten. Sie dagegen brauchen nur einen zu begehen, um aufzufliegen.

Bisweilen sind unsere Fehler auch amüsant. Einmal rief mich ein Klatschreporter an mit dem Auftrag, die Privatnummer des Schauspielers John Ritter herauszufinden. (Das war natürlich vor seinem plötzlichen Tod.) Ich rief alle Stromversorger in seiner Region an und begann jedes Gespräch mit den Worten: »Hallo, ich bin John Ritter …« Schließlich zog ich den Hauptgewinn: das Unternehmen, bei dem Ritter tatsächlich Kunde war.

Der Bursche am anderen Ende der Leitung war begeistert und rief so etwas wie: »John Ritter? *Der* John Ritter? Ich liebe Ihre Arbeit!«

»Hey, danke!«, antwortete ich. Vielleicht sah er auf seiner Anzeige, dass ich aus einem anderen Bundesstaat anrief, daher fügte ich hinzu: »Ich bin auf einem Dreh für einen Film und etwas verwirrt über meine Stromrechnung diesen Monat. Ich wollte nur überprüfen, ob Sie meine Kontaktinformationen oder die meines Agenten haben, weil ich momentan gar nicht weiß, wohin meine Rechnungen gehen.«

»Ich glaube, wir haben Ihre Wohnanschrift«, erwiderte der Bursche am Telefon. Ich war aus dem Häuschen.

»Super, Sie haben also …«, begann ich und nannte Johns Wohnadresse.

»Ja.«

»Und welche Telefonnummern haben Sie?«

»Mal sehen, es sind …« Er las mir eine Festnetznummer und eine Handynummer vor. *Bingo!*

Dann kam ein Herzenserguss. Der Bursche redete und redete, über »meine« Karriere, die Sitcom *Herzbube mit zwei Damen* und dergleichen mehr. Er war ein RIESEN-John-Ritter-Fan. Ich beschloss, noch ein bisschen mit ihm rumzuquatschen.

Wir redeten endlos über Filme und Fernsehserien, bis er schließlich zum Schluss kam: »Wissen Sie, ich habe auch die Arbeit Ihres Vaters geliebt.«

»Danke!«, sagte ich. »Ich werd's ihm ausrichten.«

»Ich dachte, Ihr Vater ist tot«, antwortete er.

Klick, und das Gespräch war weg.

Ich kriegte mich vor Lachen kaum ein. Er hatte mich tatsächlich ertappt, aber für mich war das gar kein Problem, schließlich hatte ich ja, was ich wollte. Ich musste meinem Auftraggeber nur noch John Ritters Nummer durchgeben, meine SIM-Karte entsorgen und konnte die Sache für immer vergessen.

Wie man sieht, kann Personenfahndung auch Spaß machen. Ich ermutige Sie allerdings nicht, in das Geschäft einzusteigen – wie gesagt, heute sind die meisten Methoden illegal, und mittels Trickbetrug eine Bank zu täuschen kann vielerorts eine empfindliche Strafe nach sich ziehen, wenn man sich dabei erwischen lässt. Aber natürlich sind viele Leute weiterhin in diesem Metier tätig – denken Sie also an die sechs Prinzipien, die ich oben erwähnt habe:

- Ihre persönlichen Informationen sind ein wertvolles Gut, ganz gleich wer Sie sind. Irgendwann wird jemand danach suchen.
- Personenfahndung ist ein Geschäft wie jedes andere, und der Konkurrenzkampf in der Branche führt dazu, dass sich die Detekteien gegenseitig überbieten und ständig besser werden.
- Wenn es da draußen *irgendwelche* akkuraten Informationen über Sie gibt, die ein Schnüffler aufspüren könnte, wird er sie wahrscheinlich finden – sofern er genug Geld dafür bekommt.
- Alles, was ein guter Zielfahnder braucht, sind Charme und ein Telefon.
- Guten Detektiven gelingt es meist, jedem, der etwas über Sie weiß, Informationen zu entlocken, selbst wenn diese Menschen Sie lieben und nur Ihr Bestes im Sinn haben.
- Privatermittler, die hinter Ihnen her sind, können sich Dutzende von Fehlern erlauben, Sie dagegen haben nicht einmal den Luxus, sich einen einzigen leisten zu können.

Falls Sie also aus Ihrem bisherigen Leben verschwinden möchten – oder bleiben wollen, wo Sie sind, nur viel besser abgeschirmt vor den Belästigungen eines Stalkers oder den Angriffen krimineller Datenräuber –, dann brauchen Sie eine Ausstiegsstrategie, die diesen sechs Prinzipien Rechnung trägt.

Lesen Sie weiter, dann helfe ich Ihnen dabei. Aber bevor ich das tue, möchte ich Ihr Augenmerk auf jene Risikobereiche lenken, wo Sie am verwundbarsten sind. Wenn Sie erfolgreich abtauchen möchten, sollten Sie schon *heute* damit beginnen, hier klar Schiff zu machen.

3 Des Schnüfflers beste Freunde

Wie schön, sich Wasser und Strom und all die anderen Annehmlichkeiten leisten zu können, die das Leben komfortabel machen. Noch schöner, wenn Sie einen Computer, ein Tablet oder ein Smartphone Ihr Eigen nennen oder gleich alle drei besitzen, denn dann steht Ihnen das Internet mit seinen unglaublichen Möglichkeiten der Unterhaltung offen: Chats mit Freunden auf Facebook und Twitter, schnelles, einfaches Online-Banking, großartiger Kundenservice aller möglichen Unternehmen, darunter Ihres Telefonanbieters. Es ist schon bemerkenswert, wie gut die Finanzkrise allenthalben dem Kundendienst bekommen ist. Die Firmen überschlagen sich heute förmlich darin, so nutzerfreundlich wie möglich zu werden, mit verbesserten Internetauftritten, siebentägigem Kundenservice rund um die Uhr und persönlichen Aufmerksamkeiten.

Wir leben wahrlich in großartigen Zeiten. Besonders großartig sind die Zeiten allerdings für Schnüffler und alle anderen, die hinter Ihren Daten her sind.

Dieses Kapitel handelt davon, warum kundenfreundliche Unternehmen nicht Ihre Freunde sind. Sie müssen außerdem wissen, dass die sozialen Medien das Schlimmste sind, was seit den Tagen der Stasi der Privatsphäre widerfahren ist. Wenn Sie ein diskretes Leben führen wollen, sollten Sie als Erstes dies beherzigen:

Fürchten Sie jede Firma, die Ihnen das Leben erleichtern möchte.

Heutzutage ist das so ziemlich jedes Unternehmen. Ich denke hier jedoch besonders an jene Webseiten, die das Aufspüren all Ihrer alten Schulfreunde zu einem Kinderspiel machen, sofern Sie Ihre gesamten E-Mail-Kontakte bei ihnen hochladen, Ihre Wohnadresse und Telefonnummer angeben und persönliche Fotos von sich und Ihrer Familie posten, damit alle Welt sie sehen kann. Ich habe auch Online-Telefonbücher, Blogs, interaktive Webseiten und virales Marketing im Sinn. Insbesondere denke ich an die großen Versorgungsunternehmen, Telefonanbieter und Internetkonzerne, die ihren Kundendienst auslagern. Denn die Mitarbeiter solcher Callcenter sind eine leichte Beute für Leute, die sich unter einem Vorwand Informationen über Sie beschaffen wollen.

Je leichter es für eine Kundin ist, eine menschliche Stimme an den Apparat zu bekommen, desto einfacher ist es für den Stalker dieser Kundin, großen Schaden anzurichten. Wenn eine Firma Ihnen versichert, dass Sie bei ihr nicht einfach ein anonymer Kunde sind, dann seien Sie auf der Hut!

Wenn Sie Ihre Privatsphäre schützen möchten, besteht der erste Schritt darin, Ihre Facebook-Seite abzuschalten. Posten Sie bloß nichts mehr auf Schulfreunde.de, Stayfriends oder Classmates. Löschen Sie Ihre Tweets. Ich kann nicht glauben, dass ich das überhaupt sagen muss: Der Verzicht auf soziale Medien sollte sich von selbst verstehen, wenn Sie spurlos von der Bildfläche verschwinden wollen. Aber ich habe so oft Leute erwischt, indem ich meine Methoden der Personenfahndung in den sozialen Medien einsetzte, dass es sich lohnt, zu wiederholen:

Soziale Netzwerke und virale Medien sind die schlimmsten Feinde der Privatsphäre.

Wie im letzten Kapitel erwähnt, ist die Personenfahndung ein altmodisches Geschäft, bei dem Ermittler versuchen, Menschen anzuzapfen. Man muss kein Hacker sein, um im Internet persönliche Informationen über jemanden zu finden. Man braucht auch keine Passwörter. Es schadet nicht, sie zu haben, aber Schnüffler wie wir kommen auch prima ohne sie aus. Personenfahndung dreht sich um das, was wir »soziale Manipulation« nennen.

Soziale Manipulation bedeutet hier, Menschen durch direkte Beeinflussung und Täuschung zur Preisgabe von Informationen zu bewegen, statt auf rohe Gewalt, Verletzung von Zugriffsrechten oder digitale Einbrüche zu setzen. Kurz, es geht darum, Menschen Vertrauliches abzuschwatzen.

Als Erstes wird eine Personenfahnderin, die hinter Ihnen her ist, versuchen, Ihre Freunde anzuzapfen. Sie wird die Namen der Geschäfte ausfindig machen, in denen Sie gern einkaufen, die Bars und Kneipen, in denen Sie sich mit Vorliebe amüsieren, und die Leute, mit denen Sie Ihre Zeit verbringen. Dann wird sie anfangen, Anrufe zu tätigen und E-Mails zu verschicken, bis sie jemanden findet, den sie durch Täuschung zur Preisgabe von Informationen bringen kann. Der hohe Grad der sozialen Vernetzung macht aus diesem Prozess heute eine Endlosschleife.

Wenn Sie auf Facebook sind, ist Ihre Seite eine Goldmine, selbst dann, wenn sie privat geschaltet ist. Denken Sie daran, dass auch Fremde Ihre Freundesliste einsehen können, selbst wenn Sie sie nicht zu Ihren Freunden hinzugefügt haben, es sei denn, Sie haben bei den Einstellungen den strengstmöglichen Privatsphärenschutz gewählt. Aber man kann ja gar nicht all Ihre Freunde sehen, werden Sie vielleicht einwenden. Richtig, nicht auf einen Blick, aber wenn man auf »Neu laden« klickt, wird dem Besucher jedes Mal eine andere Auswahl präsentiert. Meine Kollegen und ich haben auf diese Weise unzählige Familienangehörige und Arbeitskollegen unserer Zielpersonen aufgespürt.

Facebook ist eine wahre Goldgrube für uns. Aber es ist nicht das einzige Netzwerk, das wir nutzen.

Dumme Webseiten von A–Z

AIM	MySpace	Tumblr
Bebo	Netvibes	Twitter
Blogger	Orkut	TypePad
Classmates	Picasa	Vimeo
Digg	Propeller	WordPress
Flickr	Reddit	Xanga
Google Talk	RSS	YouTube
LinkedIn	StayFriends	Ziki
Mixx	StumbleUpon	

Alle sozialen Netzwerke bergen für Schnüffler reizvolle Informationen. Ganz gleich, was Sie ins Internet gestellt haben, ein guter Spürhund wird in der Lage sein, es gegen Sie zu verwenden. Er wird wahrscheinlich Ihre Freunde und Familienangehörigen als Freunde hinzufügen und so tun, als sei er ein alter Bekannter, der wieder mit Ihnen in Kontakt kommen möchte. Behalten Sie dies im Hinterkopf und denken Sie daran:

Sie wissen nie, ob Personen auf Ihrer Freundesliste real sind.

Wenn Sie in einem sozialen Netzwerk Leute akzeptieren, und seien es alte Freunde, achten Sie darauf, sie anzurufen oder ihnen zu schreiben und sich zu bedanken, dass sie Sie als Freund hinzugefügt haben, um auf diese Weise eine Bestätigung zu erhalten, dass es sich auch tatsächlich um diese Person handelt. Das gilt besonders, wenn es jemand ist, mit dem Sie seit Jahren nicht mehr gesprochen haben.

Wenn Sie glauben, dass man Sie nicht so leicht reinlegen kann, habe ich eine Geschichte für Sie. Als die sozialen Medien gerade erst aufkamen, wurden Eileen und ich beauftragt, einen Lkw-Fahrer zu überführen, der im Verdacht stand, seine Rückenverletzung nur vorzutäuschen, um sich eine Erwerbsunfähigkeitsrente zu erschleichen. Nennen wir ihn Gary. Unser Auftraggeber hatte Gary überwachen lassen, ihm aber nie auf die Schliche kommen können.

Als ich mich mit Eileen an die Arbeit machte, wirkte auf den ersten Blick alles unverdächtig. Gary schien nicht zu arbeiten. Dann googelte Eileen mehrere Variationen von Garys Namen in Zusammenhang mit einem Teil seines Geburtsdatums, und siehe da: Sie entdeckte, dass Gary eine Nachricht auf Classmates.com gepostet hatte, in der er nach seiner Highschool-Liebe suchte, die er seit Langem aus den Augen verloren hatte. Eileen nahm Kontakt zu Gary auf, gab sich als diese verschollene Freundin aus und erzählte ihm von ihrer unglücklichen Ehe und wie froh sie sei, dass sich Gary an sie erinnerte. Garys Antwort kam prompt: eine wortreiche, von Schmeicheleien strotzende Liebeserklärung, die ausgedruckt mehrere Seiten lang gewesen wäre.

Nach einigen E-Mails hin und her machte sich in Garys Ton Misstrauen bemerkbar. Er wollte mit ihr telefonieren. Eileen schmückte ihre Hintergrundstory aus und erklärte ihm, sie müsse wegen ihres gewalttätigen Mannes äußerst vorsichtig sein. Gary gab nach, was uns mehr Zeit verschaffte.

Bei Eileen stellten sich Schuldgefühle ein. Gary lebte in einem heruntergekommenen Wohnwagen vor den Toren von Las Vegas mit einem Hängebauchschwein namens Boris (im Ernst!). Er besaß nicht einmal einen eigenen Computer, er benutzte einen Rechner der örtlichen Bibliothek. In einer Nachricht schrieb er, dass er einmal vier Stunden dort gewartet hatte, um ihre E-Mail beantworten zu können.

Ich erinnerte Eileen daran, dass Gary unter dringendem Betrugsverdacht stand und wir eine ordentliche Stange Geld verdienen würden, wenn wir herausfänden, wo er heimlich jobbte. Sie mailte ihm, dass sie als Kellnerin arbeite und nicht so weit von ihm entfernt wohne. Gary erzählte nun zwar mehr über sein Leben, erwähnte aber nichts darüber, wo er arbeitete, sondern hielt sich tatsächlich an die Geschichte seiner Erwerbsunfähigkeit.

Ich hielt einmal einen Vortrag an der Universität Princeton über mein Leben als Kopfgeldjäger und meine Hilfe für Leute, die aus ihrem bisherigen Leben verschwinden wollten. Gut erinnere ich mich an ein naives Oberschichtbübchen, das am Ende die Hand hob und fragte: »Waren Sie jemals im Gefängnis?« Ich starrte den Jungen eine Minute lang an, sodass ihm unbehaglich wurde, und verneinte.

Himmel, kam ich mir an diesem Ort deplatziert vor!

Jemand anders fragte mich, ob ich mich je schlecht gefühlt habe, Menschen zu jagen und sie an Versicherungen, Kreditkartenunternehmen, Paparazzi und andere nicht so nette Auftraggeber auszuliefern, worauf ich erwiderte: »Ich stelle nie Unschuldigen nach. Wenn Sie auf meiner Liste stehen, dann weil Sie eine Dummheit begangen oder irgendetwas verbrochen haben. Ich habe es gemacht, um Geld zu verdienen, aber es gab für mich auch Grenzen. All meine Zielpersonen hatten es verdient, dass man in ihre Privatsphäre eindringt – oder sie hatten selbst auf eine verzichtet, als sie ins Showgeschäft gingen.«

Der E-Mail-Wechsel zog sich hin, und irgendwann fing Gary an, Fragen nach Leuten aus ihrer gemeinsamen Vergangenheit zu stellen: Erinnerte sie sich an diesen oder jene? Anscheinend war Gary immer noch misstrauisch.

Also beschlossen wir, den Spieß umzudrehen. Eileen schrieb, sie sei verletzt über sein Misstrauen, und drohte, den Kontakt abzubrechen. Das rüttelte Gary auf. Er bat um ein Treffen. »Wo?«, fragte Eileen. »Ich fahre an den Wochenenden einen Touristenbus zu den Casinos – hier meine Route und der Fahrplan«, erwiderte er.

Bewaffnet mit einer versteckten Kamera stieg unser Auftraggeber in Garys Bus. Gary landete wegen Versicherungsbetrug im Gefängnis. Unser Dank geht an die sozialen Netzwerke!

Viele Menschen wie Gary tummeln sich in sozialen Netzwerken, um bestimmten Interessen nachzugehen – in seinem Fall der Partnersuche. Andere reden über ihre Kuscheltiersammlung, übers Stricken oder Tanzen oder über ihre verrückte Katzenliebe. Wenn Sie ein solches Hobby haben, sollten Sie in die reale Welt gehen und einem Buchklub oder einem Strickkreis beitreten, Hobbygruppen im Internet jedoch tunlichst meiden. Was mich zu meinem nächsten Punkt bringt …

Pflegen Sie Ihre Hobbys in der realen Welt, nicht im Netz.

Fragen Sie die Frau, die uns wegen ihrer Leidenschaft für Madonna auf den Leim ging. Sie war infolge eines Sturzes angeblich arbeitsunfähig geworden, bezog eine Erwerbsunfähigkeitsrente und verklagte ihren ehemaligen Arbeitgeber wegen Fahrlässigkeit. Dieser hielt die Behinderung für vorgetäuscht. Mehrere Privatdetektive beschatteten sie, aber sie war vorsichtig, arbeitete nie im Garten, nahm keine neue Arbeit an und tat nie etwas, das ihre Arbeitsunfähigkeit widerlegt hätte.

Mithilfe einer Google-Suche fanden wir ihren Namen in den Gästebüchern von Madonna-Fanseiten. Von hier aus lokalisierten wir ihre MySpace-Seite, eine Hommage an Madonna. Wir schrieben ihr, dass sie einen Preis gewonnen habe: die Chance, mit anderen Gewinnern um einen Auftritt in einem Madonna-Video zu konkurrieren. Wir schickten ihr den Link zu einer Webseite und eine Telefonnummer; unter beiden waren weitere Informationen zu dem Wettbewerb abrufbar. Die Domain war im Ausland privat registriert, ihr Eigentümer also nicht erkennbar, die Gebühr war mit einer Prepaid-Kreditkarte bezahlt, die Telefonnummer war eine Prepaid-Handynummer, es gab also keine Möglichkeit, sie zu unserer kleinen Operation zurückzuverfolgen – nicht einmal, wenn sie darauf gekommen wäre und gewusst hätte, wie man so etwas anstellt.

Die Zielperson nahm bald Kontakt zu uns auf, und wir übermittelten ihr die Regeln und Bedingungen des Madonna-Videowettbewerbs, zu dem ein Versuchslauf gehörte. Am Tag des Vorsprechens traf sie ein und füllte Formulare aus, auf denen sie ihre körperliche Fitness bestätigte und versicherte, physisch in der Lage zu sein, am Dreh teilzunehmen. Beim Vorsprechen ließen wir sie kleine Gewichte heben und ein paar Klappmesser, Rumpfbeugen und Tanzschritte vorführen – alles auf Video aufgezeichnet. Auf Zuruf lächelte sie in die Kamera und nannte ihren Namen. Ihre Klage wurde sofort abgewiesen.

Immer wenn wir Personenfahnder etwas über die Hobbys und Interessen einer Zielperson herausfinden, jubilieren wir. Sie sind der sicherste Weg, ihren Aufenthaltsort zu ermitteln. Ein Bücherwurm wird seine neue Adresse in Costa Rica im Amazon-Prime-Konto eintragen. Eine Filetliebhaberin wird sicherstellen, dass sie die Telefonnummer des besten lokalen Fleischlieferanten parat hat. Sobald wir erfahren, dass jemand eine bestimmte Vorliebe hat, fangen wir an, die Leute und die Firmen anzurufen, die diese Vorliebe bedienen.

Wenn Sie nicht möchten, dass jemand jedes Detail über Sie erfährt, stellen Sie sicher, dass Sie nicht Ihr ganzes Leben im Internet ausbreiten. Es versteht sich eigentlich von selbst, trotzdem wiederhole ich es noch einmal:

Denken Sie nach, bevor sie auf »Posten« oder »Senden« klicken. Selbst wenn Sie Ihr Konto später löschen: Nichts wird im Internet je vergessen.

Ein Klient gab uns einmal den Lebenslauf einer Frau, die sich bei seiner Firma beworben hatte. Wir spürten ihr altes LinkedIn-Profil auf. Darin tauchte ein Job auf, der in ihrem eingereichten Lebenslauf nicht angegeben war, zusammen mit einigen beunruhigend widersprüchlichen Daten. Daraufhin wurde ihr die Stelle nicht angeboten. Nehmen Sie sich die Zeit, die Portale durchzugehen, deren Mitglied Sie waren, selbst wenn Sie glauben, dass Sie Ihren Auftritt dort gelöscht haben.

Manchmal haben Personen mehr als ein LinkedIn-Profil und vergessen es. Stellen Sie sicher, dass Sie keine Duplikate angelegt haben.

Es ist beängstigend, wie viel Schaden eine Webseite anrichten kann und wie lange diese Seiten durchs Internet spuken. Aber noch beängstigender ist der fundamentale Mangel an Kontrolle, die ein Einzelner auf einer sozialen Plattform über seine Seite hat. Selbst wenn Sie dem Netzwerk gar nicht angehören, könnten Ihre Freunde dort Mitglied sein – und unbeabsichtigt etwas Belastendes über Sie veröffentlicht haben.

Das Internet gehört zu den Dingen, die uns kompromittieren können, ganz gleich wie wir uns verhalten. Selbst wenn Sie nichts falsch machen, könnten Ihre Freunde oder Nachbarn online Ihre privaten Informationen veröffentlichen und Sie damit für Leute wie mich angreifbar machen. Wenn Sie mir nicht glauben, besuchen Sie einfach eine Website wie Yasni, Das Örtliche, die Personensuche auf Yahoo! oder die amerikanische Website BirthDatabase.com und schauen Sie, wie viele persönliche Informationen dort gebührenfrei zugänglich sind. Hier finden Sie Adressen, Telefonnummern und zuweilen sogar das Alter von unzähligen Personen, falls diese bei den betreffenden Portalen keinen Antrag auf Unterdrückung solcher Informationen gestellt haben.

Facebook, Twitter und Yahoo! sind alles wohlmeinende Unternehmen, ebenso wie die Versorgungsunternehmen und Telefongesellschaften, die sich in ihrem Wettbewerb um den besten Kundenservice förmlich überschlagen – und dadurch letztlich persönliche Kundendaten in Reichweite eines jeden bringen, der seinen Arm danach ausstreckt. Denken Sie daran: Personenfahnder sind gewandte Plauderer, die geübt darin sind, sich einen Großteil Ihrer persönlichen Informationen durch altmodische Telefonanrufe zu verschaffen. Das bedeutet:

Je freundlicher und netter der Kundenbetreuer eines Unternehmens ist, desto leichter lässt er oder sie sich durch Täuschung Informationen entlocken.

Heutzutage kann man bei den meisten großen Versorgungsunternehmen und Telefongesellschaften anrufen und binnen Minuten eine Adresse erhalten. Wenn ich Namen und Geburtsdatum einer Zielperson habe und mit dem Computer nicht an die gewünschte Information gelange, rufe ich den Kundendienst an, drücke einfach die Null – die magische Taste des Personenfahnders – und unterhalte mich mit einem freundlichen Kundenbetreuer. Die meisten sind eifrig bemüht, einem Anrufer zu helfen, und müssen nicht erst groß dazu ermutigt werden. »Ich habe meine Rechnung nicht bekommen und müsste wissen, ob ich etwas schuldig bin«, würde ich sagen. Die Mitarbeiterin würde ihre Arbeit tun und mir mitteilen, welcher Rechnungsbetrag offen ist.

Ich würde sie dann nach der gespeicherten Rechnungsadresse fragen: »Geht die Rechnung an meine Wohnanschrift oder an mein Postfach?« Die Mitarbeiterin würde antworten: »Hier steht: an Ihre Wohnadresse.«

Ich würde sofort nachhaken, ohne ihr eine Sekunde zum Nachdenken zu lassen: »Ist meine Adresse korrekt geschrieben? Ich habe die Rechnung nicht erhalten.« Fast immer kommen dann die wundervollen Worte: »Hier steht Fantasiestraße 49«, oder: »Ich habe hier Korrektweg 213«, und so weiter.

Das funktioniert in den meisten Fällen. Falls nicht, würde ich gleich einen Schritt weiter gehen und fragen: »Haben Sie meine korrekte Heim- oder Arbeitsplatznummer?« Natürlich würde der Mitarbeiter nicht wissen, ob die gespeicherte Nummer mein Festnetzanschluss oder die Büronummer ist, und sie daher vorlesen.

Die Firma dankt! So viel zum Schutz Ihrer privaten Daten.

Nicht alle Kundenbetreuer sind aus dem gleichen Holz.

Wahrscheinlich handle ich mir Ärger ein, wenn ich das sage, aber männliche Kundenbetreuer geben Informationen leichter preis als Frauen. Ältere Damen sind die härtesten Nüsse, junge dagegen weitaus leichter zu beeinflussen.

Manchmal kann ich eine Beziehung zu einer älteren Kundenbetreuerin aufbauen, indem ich sage, sie klinge wie meine liebe, gerade verstorbene Mutter. Nichts wirkt so gut wie der Tod, um jemanden beklommen zu machen und sein Mitleid und seine Hilfsbereitschaft zu wecken.

Vielleicht liegt meine Schwierigkeit mit älteren Kundenbetreuerinnen bloß an der Tatsache, dass ich ein Mann bin. Je unbefangener man mit jemandem plaudern kann, desto leichter ist es, sie oder ihn zu übertölpeln. Alles dreht sich darum, zum Gesprächspartner eine Beziehung herzustellen.

Fast jedes große Unternehmen mit einer Servicenummer wird mindestens ein paar persönliche Informationen preisgeben, wenn ein Schnüffler auf die richtige Weise danach fragt. Kabelfernsehanbieter sind leicht auszutricksen: Wie die Versorger haben sie automatisierte Anrufsteuerungen, über die sich Konten mithilfe einer Kundenkontonummer aufrufen lassen. In den USA ist es noch leichter, weil nach meiner Erfahrung die meisten von ihnen genau wie die dortigen Stromversorger Kontoinformationen in Verbindung mit Telefonnummern speichern, von denen die meisten gültig und aktuell sind. Denn wer eine kostenpflichtige Sendung sehen will, benötigt dafür eine gültige Telefonnummer.

Während meiner Zeit als hauptberuflicher Kopfgeldjäger waren Kabelfernsehanbieter für mich die Reserve für den Fall, dass Telefongesellschaft oder Versorger keine Informationen herausrückten. Meine Mitarbeiter und ich suchten den örtlichen Kabelfernsehanbieter und speisten die Nummer des Gesuchten in die Anrufsteuerung ein. Erzielten wir einen Treffer, drückten wir die Null, um einen Servicemitarbeiter an die Strippe zu bekommen. »Hallo, Pat Brown, Reparaturabfertigung. Bei uns ist das System ausgefallen, ich bräuchte eine Nummer für den Service«, würde ich dann sagen. Sie gaben mir die Nummer mit der zugehörigen Information.

Das Aufspüren von Zielpersonen über ihre Kabelfernsehkonten ist unter meinen Kollegen auch in der Rezession eine bevorzugte Methode geblieben, da Kabelfernsehen *das* Angebot zu sein scheint, auf das die Leute auch in harten Zeiten nicht verzichten möchten. Wie bei Versorgungsunternehmen gibt es je nach Landesteil zwei bis drei große Anbieter, und falls man nicht im Wald lebt, kommt der Kabelanschluss von einem von ihnen. Nahezu keines der großen Unternehmen rechnet mit Personenfahndern.

Einige Telefon- und Internetanbieter sind so nett, Ihnen Ihr Kontopasswort zu einer beliebigen E-Mail-Adresse zu schicken, falls Sie es »vergessen« haben. Meine Partner und ich nutzten eines dieser Unternehmen, um an die Anruflisten einer TV-Berühmtheit zu gelangen, die ich den »Dicken« nennen möchte. Seinen echten Namen mag ich lieber nicht verraten, denn trotz seiner sanften Art vor der Kamera jagte er mir einen höllischen Schrecken ein. Meine glücklichen Tage wären wohl gezählt gewesen, wenn er jemals herausgefunden hätte, wer seine Konten gehackt hatte.

Die Geschichte fing an, als ein Klient mich anrief und darum bat, ihm die Anruflisten aller vier Handys des Dicken zu beschaffen, weil dessen ebenfalls prominente Frau argwöhnte, dass er sie betrog. All seine vier Mobiltelefone liefen über denselben kundenfreundlichen Anbieter. Uns wurde klar, dass wir auf seine Konten leicht via E-Mail zugreifen konnten, allerdings würde er jedes Mal eine Benachrichtigungsmail darüber erhalten. Das bedeutete, dass wir nur einen Versuch hatten, an die Daten heranzukommen.

Ich hielt es für das Beste, die Einzelverbindungsnachweise

um drei Uhr nachts abzurufen, während der Dicke schlummerte und die Benachrichtigung wohl nicht hören würde. Ich ging online, richtete ein paar falsche E-Mail-Konten ein und änderte die Kontoinformationen des Dicken. So würde ich, wenn er aufwachte, einen guten Zeitvorsprung haben, um einen Haufen Verbindungsdaten abzugreifen. Ich bekam sie alle und schickte sie am folgenden Tag meinem Auftraggeber.

Das war das erste Mal, dass ich nachlässig wurde und die Kontoinformationen der Zielperson von meiner eigenen IP-Adresse von zu Hause aus abrief. Ich vergaß außerdem, meine Software für anonymes Surfen zu verwenden – aber wer weiß, vielleicht funktionieren diese Programme sowieso nicht. In jedem Fall traf ich eine schlechte Entscheidung, wodurch ich angreifbar wurde für Ermittler, die nun ihrerseits Jagd auf mich machen konnten.

Glauben Sie, Ihr Mann betrügt Sie? Verschaffen Sie sich Zugang zu seinen Einzelverbindungsnachweisen. Wenn er eine Geliebte hat, stehen die Chancen gut, dass er sie als Erstes anruft, nachdem er am Morgen das Haus verlassen hat, und als Letztes, bevor er abends heimkehrt.

Am folgenden Tag ruft mich mein Kunde an und sagt mit tiefer, düsterer Stimme: »Der Dicke weiß es.« Jetzt mussten wir uns sputen, also gingen wir die Listen durch. Wir fanden den Namen der Geliebten, ihre Adresse und – mittels einer Geheimmethode, die ich mit mir ins Grab nehmen werde – ihr Foto. Es war eine Collegestudentin, und mein Auftraggeber und ich konnten nicht glauben, dass dieses Mädchen wirklich die Geliebte des Dicken war: Im Vergleich zu seiner schönen Frau wirkte es wie ein hässliches Entlein – ein *sehr* hässliches Entlein.

Es wurde ein Treffen mit dem Dicken und seinen Anwälten und der Kundin meines Auftraggebers und deren Anwälten anberaumt. Der Dicke wollte Köpfe rollen sehen und wissen, wer die Verbindungsnachweise beschafft hatte. Ich war schockiert. Mein Klient, der zufällig einer der härtesten Hunde in der Detektivbranche war, beruhigte mich: »Scheiß auf den fetten Sack, von mir erfährt er nichts.«

Die Anwälte drohten sich wechselseitig mit Klagen, aber mein Auftraggeber starrte den Dicken in Grund und Boden. Schließlich zog er das Foto des hässlichen Entleins aus der Jackentasche und schob es mit dem Gesicht nach unten über den Tisch zu dem Dicken. Der nahm es auf – und die Überraschung seines Lebens war perfekt. Ausgesprochen gefasst erklärte er: »Dieses Treffen ist beendet.« Dann stand er auf und marschierte zur Tür hinaus. Sein Image dürfte schweren Schaden genommen haben, wenn mein Auftraggeber mit dem Foto zur Klatschpresse gegangen wäre.

Nach dem Fall des Dicken beschaffte ich nie wieder Anruflisten. Ich habe erwähnt, dass man dadurch in große Schwierigkeiten kommen kann, und irgendetwas sagte mir, dass meine Tage in diesem Metier gezählt waren. Das war kurz vor dem Helikopterzwischenfall am Kanal in Florida. Es war eine ziemlich paranoide Zeit in meinem Leben.

Heute würde ich meinen Seelenfrieden auf gar keinen Fall mehr gegen eine zweite Karriere in der illegalen Kopfgeldjagd eintauschen. Aber das bedeutet nicht, dass es da draußen nicht genügend Leute gibt, die noch immer fröhlich das Gesetz brechen, wenn der Preis stimmt.

An diesem Punkt sind auch Sie vielleicht ein bisschen paranoid geworden. Ich möchte Ihnen nicht Ihren Tag vermiesen, aber Fakt ist: Falls Sie keine speziellen Vorkehrungen getroffen haben, um Ihre Privatsphäre zu schützen und persönliche Daten zu verbergen, sind diese wahrscheinlich bereits da draußen, wo sie irgendjemand aufspüren und gegen Sie verwenden kann. Wenn Sie sich wirklich in Luft auflösen wollen, müssen Sie genauso kreativ und mutig sein wie die gewieften Schnüffler.

L... mich, Kurt Dust

Ein Kumpel von mir namens Kurt Dust ist einer der besten Ermittler weit und breit. Wir haben beide einen boshaften Sinn für Humor, und ab und zu spielen wir uns einen Streich.

Als die Klatschpresse begann, mich mit der Ermittlung der Telefonnummern von Prominenten zu beauftragen, dachte ich mir einen großartigen neuen Streich für Kurt aus.

Es war damals die Zeit der Piepser oder Pager. Ich hatte gerade Nick Noltes Nummer herausgefunden und piepste ihn an, damit er meinen Freund Kurt anruft. Dann schickte ich ihm noch eine Meldung, dann wieder eine, insgesamt so an die zehn. Alle zehn Sekunden piepste der Pager von Nick Nolte wie verrückt mit dieser ihm unbekannten Telefonnummer. Als er schließlich zurückrief, war er wütend: »Verdammte Kacke, wer zum Teufel ist das?«, rief er anscheinend aus.

»Das würde *ich* gern mal wissen, wer hier verdammt noch mal anruft!«, erwiderte Kurt.

»Was soll das heißen, ›Wer hier verdammt noch mal anruft‹?! Hier ruft der verdammte Nick Nolte an. Wer, verdammt noch mal, spricht da?« Anscheinend brüllten sie sich in dieser Weise noch eine Weile an.

Als Kurt den Streich begriff, mich anrief und wüst zu beschimpfen begann, lachte ich. Das Ganze wiederholte ich etwas später mit der Pagernummer der Schauspielerin Anna Nicole Smith. Kurt schwor, dass er es mir heimzahlen würde, aber das nahm ich nicht ernst.

Lange Zeit später saß ich an einem spektakulär sonnigen Morgen in meinem Büro in New Jersey, als das Telefon klingelte. Ich griff zum Hörer, da begann ein Mann mit einer tiefen, knurrenden Stimme mir eine Heidenangst einzujagen: »Du mieses Arschloch, ich weiß, wer du bist, ich weiß, was du tust, ich komme dich holen.« Ich hatte keine Ahnung, wer es war.

Ich knallte den Hörer auf die Gabel und wirbelte herum. Als Erstes rief ich Eileen und alle anderen an, die für uns arbeiteten, und wies sie an, den ganzen Tag zu Hause zu bleiben und wachsam zu sein, weil ich befürchtete, dass jemand sie angreifen könnte.

Als Nächstes war es an der Zeit, das Büro zu zerstören. Ich schnappte mir ein paar Müllsäcke, warf die meisten Dinge hinein, zertrümmerte die Bürocomputer, rannte aus der Vordertür und kündigte meinen Mietvertrag. Unter keinen Umständen würde ich jemals wieder an diesen Ort zurückkehren.

Einmal sicher in meinem Auto angelangt, verbrachte ich den ganzen Tag damit, langsam, sehr langsam um den Block zu kurven und nach möglichen Jägern Ausschau zu halten. Wo versteckte sich dieser Kerl? Was sollte ich machen? Ich rastete aus.

Später an jenem Abend klingelte wieder mein Telefon. Ich wäre fast nicht rangegangen, bis ich sah, dass es Kurt war. Er fragte mich, ob mir sein kleiner Anruf vom Vormittag gefallen habe.

»Was?!«, fragte ich.

»Du mieses Arschloch!«, rief er mit demselben tiefen Knurren aus, das ich schon einmal an jenem Tag gehört hatte. Dann schüttelte er sich vor Lachen.

Ich muss zugeben, der Streich war ihm ziemlich gut gelungen.

Als Personenfahnder übernahm ich des Öfteren Suchaufträge, bei denen es darum ging, eine Zielperson ausfindig zu machen, die irgendjemandem eine hohe Geldsumme schuldete. Einmal suchte ein norwegischer Klient nach einem Motivationstrainer, der auch ein paar mittelmäßige Ratgeber zu dem Thema geschrieben hatte. Unser Trainer hatte sich einen großen Betrag von einer Investorengruppe geliehen und sich damit aus dem Staub gemacht. Auch die Strafverfolgungsbehörden waren hinter ihm her.

Wenn man eine Zielperson jagt, ist alles, was man braucht, ein kleines kostbares Informationshäppchen, um dann so lange daran zu arbeiten, bis daraus ein Puzzlestück wird. In den meisten Fällen führt dieses Puzzlestück zu einem weiteren. Dann besteht Hoffnung, dass ein konkreter Anhaltspunkt wie eine Adresse oder eine Kontaktnummer dabei herausspringt. Der Trainer war ziemlich clever darin, sich zu verstecken. Jeder kleine Hinweis, den ich aufstöberte, führte zu einer toten Telefonnummer oder einem gekündigten Postfach.

Da kam mir die Idee, den Trainer aus seinem Versteck zu locken, indem ich mich als französischer Verleger ausgab, der daran interessiert war, einige seiner Bücher ins Französische zu übersetzen. Ich bastelte eine Webseite und bestückte sie mit einem Haufen Buchtitel und den Namen einiger Angestellter. Innerhalb einer Stunde sah der Auftritt der »Éditions François Beaumont« ziemlich authentisch aus.

Ich schrieb dem alten Verleger des Motivationstrainers und fragte nach, ob er dessen Kontaktdaten oder die seines Agenten habe. Der Verleger nahm daraufhin Fühlung zum Trainer auf, der sich auch sofort bei mir meldete. Ich erklärte, dass Editions François Beaumont Interesse daran habe, seine Bücher in Frankreich herauszubringen. Gierig, wie er war, wollte er sofort direkt mit mir einen Deal aushandeln, ohne einen Agenten einzuschalten. Also vereinbarte ich mit dem Trainer einen Termin in Paris.

Wir trafen uns in einer Hotellobby, stellten einander vor und begaben uns zum Mittagessen in ein Restaurant. Ich erläuterte ihm im Einzelnen, wie seine Bücher übersetzt würden und dass wir, falls die Auflagen eine bestimmte Marke überschritten, später gegebenenfalls einen neuen Titel von ihm erbitten würden. Ich reichte ihm ein paar Verträge und einen Fragebogen, auf dem er seine Bankdaten für die Überweisungen eintragen sollte. Der Motivationstrainer blätterte die Verträge flüchtig durch und unterschrieb zwischen Krabben-Cocktail und Coq au Vin auf der gepunkteten Linie, wir gaben uns die Hand und gingen unserer Wege.

Ich übergab die Information meinen Auftraggebern, die daraufhin das Bankkonto des Trainers pfänden ließen. Die Polizei begrüßte den Trainer in seinem Haus und verhaftete ihn wegen versuchten Betrugs.

Wenn Sie untergetaucht sind und sich eine Situation ergibt, in der Sie sich aus der Deckung begeben müssen, sollten Sie vorher intensiv recherchieren. Wenn dabei ein sehr verlockendes Angebot im Spiel ist, rechnen Sie immer damit, dass es ein Köder sein könnte. Hätte sich der Motivationstrainer drei Minuten Zeit genommen und nachgeforscht, so hätte er entdeckt, dass der Domain-Name, den ich für meine falsche Webseite benutzt hatte, gerade einmal dreißig Tage alt war.

Wenn es zu gut *scheint*, um wahr zu sein, dann *ist* es das für gewöhnlich auch!

4 Zeit, zu verschwinden

Nun, ich glaube, ich habe es hinreichend deutlich gemacht: Wenn jemand entschlossen ist, Sie zu finden, und die Zeit und das nötige Geld dafür aufbringt, wird er lügen, betrügen und stehlen und Sie unerbittlich jagen. Doch Sie können ihn an jeder Biegung in eine andere Richtung schicken.

Falls Sie nun erpicht darauf sind zu erfahren, wie Sie das anstellen, können wir loslegen. Mögen die Spiele beginnen.

Zeitrahmen

Sollten Sie es eilig haben abzutauchen, fragen Sie sich vielleicht, wie lange es dauern wird, dieses Ziel mithilfe meiner Anweisungen zu erreichen. Meine Antwort ist: Das hängt von Ihrem Geld und Ihren sonstigen Vermögenswerten ab. Je mehr Sie mitnehmen möchten, desto länger wird es dauern (falls Sie es legal über die Bühne bringen möchten, was ich doch stark hoffe).

Wenn Sie mit viel Bargeld verschwinden möchten, sollten Sie sich mindestens zwei bis drei Monate für die Vorbereitung nehmen. Wenn Sie frei und ungebunden sind – sprich: arm –, können Sie in einem Monat zur Tür hinaus sein.

Kennen Sie Richard Connells Kurzgeschichte »Das grausamste Spiel«? Darin strandet ein Mann namens Rainsford auf einer Insel und sieht sich einem sehr höflichen, aber durchgedrehten alten Mann gegenüber, General Zaroff, der zum Sport Menschen jagt. Ehe sich's Rainsford versieht, rennt er durch den Dschungel, um nicht zur Trophäe zu werden: Als sich die Tore des Chateaus hinter ihm geschlossen hatten, war sein erster Gedanke gewesen, Distanz zwischen sich und General Zaroff zu bringen. Und von Panikattacken angetrieben war er bis jetzt wie wild vorwärtsgestürzt. Nun musste er sich jedoch wieder in den Griff kriegen und einen kühlen Kopf bekommen, um nachdenken zu können.

Direkte Flucht war sinnlos, da sie ihn zwangläufig ans Meer führte. Er würde Zaroff keine drei Tage lang davonlaufen können, dafür war die Insel zu klein. Was also war zu tun?

»Ich werde ihm eine Spur legen, der er folgen kann«, beschloss Rainford und schlug sich abseits des Trampelpfades, auf den er vor etwa einer Viertelstunde getroffen und seitdem gelaufen war, erneut hinein in die unberührte Wildnis. Fortan lief er eine Reihe von ineinander verschlungenen Kreisen, die ihn stets zurück zu seiner Ausgangsposition führten. Das Wissen, das er sich in jungen Jahren bei der Fuchsjagd angeeignet hatte, diente ihm hierbei.*

Ich möchte Ihnen ungern das Ende der Geschichte verraten, aber sagen wir, dass sich Rainsfords List auszahlt. Er weiß, worum es beim erfolgreichen Verschwinden geht: Man muss ein bisschen gerissen sein, man muss den Verfolger in die Irre führen. Man muss das Beste geben, um den Weg, den man genommen hat, zu verbergen, während man gleichzeitig falsche Fährten legt, um den Jäger abzuschütteln.

Stellen Sie sich vor, Sie sind die verfolgte Beute im Dschungel: Was sind die drei Dinge, die Sie benötigen, um Ihrem Jäger zu entkommen? Sie müssen sich tarnen, Sie müssen Ihren Jäger in eine falsche Richtung schicken und Sie müssen ein sicheres neues Versteck finden.

* »Das grausamste Spiel nach Richard Connell«, in: Richard Connell, Ulf Kreth, *Das grausamste Spiel nach Richard Connell und andere Erzählungen*, Norderstedt 2010, S. 50f.

Das ist es mehr oder weniger, worum es beim Untertauchen geht. Es ist ein Prozess aus drei Schritten: Daten verfälschen, falsche Informationen streuen und neu beginnen.

Daten verfälschen: Spüren Sie alle verfügbaren persönlichen Daten auf, die sich ein Schnüffler über Sie besorgen könnte, entfernen Sie diese Angaben oder verändern Sie sie dergestalt, dass ein Fahnder damit nichts mehr anfangen kann, um Ihren wahren Aufenthaltsort herauszubekommen.

Falschinformationen streuen: Fabrizieren Sie Informationen, legen Sie für einen Stalker oder Schnüffler falsche Fährten aus, denen er oder sie folgen kann.

Neuanfang: Beginnen Sie ein neues, abgeschirmtes Leben, ohne eine Spur zu hinterlassen, die zu Ihrem neuen Aufenthaltsort führen könnte.

Beim Verfälschen von Informationen geht es darum, selbst in die Rolle des Schnüfflers zu schlüpfen. Das Ziel besteht darin, jeden kleinen Hinweis zu finden, der zu Ihnen führen könnte, und ihn möglichst bis zur Unkenntlichkeit zu verändern. Wenn Sie Rainsford im Dschungel sind, dann werden Sie Ihren Körper tarnen wollen, damit der verrückte General Zaroff nicht sieht, wo Sie durch den Busch rennen. Sie werden auch den Pfad unkenntlich machen wollen, der zu Ihnen führt, und Ihre Fußstapfen verwischen.

Beim Streuen von Falschinformationen geht es darum, einem Zielfahnder einen falschen Wink zu geben. Das ist meine Lieblingsbeschäftigung, wenn ich Kunden beim Untertauchen helfe, und kann richtig abenteuerlich sein. Hier geht es darum, an Orten rund um den Globus Telefonverbindungen und Konten anzulegen, weit entfernt von Ihrem tatsächlichen Aufenthaltsort. Wenn Sie einem Stalker zum Opfer gefallen sind, müssen Sie dafür sorgen, falsche Kontaktinformationen zu hinterlegen, etwa die Adresse eines Frauenhauses oder eines Polizeireviers, überall dort, wo ein privater Ermittler, den der Stalker angeheuert hat, nach Ihnen suchen wird, zum Beispiel bei Versorgungsunternehmen oder auf mit Ihnen verknüpften Internetseiten. Dann werden dem Detektiv Zweifel an seinem Auftraggeber kommen. Rainsford verbringt Stunden damit, falsche Fährten zu legen, denen General Zaroff folgen kann, und baut später auch ein paar Fallen. Sie sollten sich an sein Beispiel halten.

Beim Neuanfang geht es darum, von Punkt A nach Punkt B zu gelangen und sich am gewählten Zielort ein neues Leben aufzubauen. Vielleicht ziehen Sie ins Ausland oder in einen anderen Bundesstaat oder auch nur ans andere Ende der Stadt, oder Sie achten dort, wo Sie leben, darauf, Ihre Privatsphäre viel besser abzuschirmen. In jedem Fall wird Ihr neues, unsichtbares Leben Planung und Disziplin erfordern. Sie dürfen nicht die Beweglichkeit und Raffinesse verlieren, die Sie aufgewendet haben, um abzutauchen.

Man kann das, was am Ende dieser drei Schritte folgt, mit vielen Wörtern benennen: Abkoppelung vom Netz; ein Leben unterhalb des Radars; in die Sicherheit, Diskretheit und Unsichtbarkeit eines bestens abgeschirmten Orts abtauchen. Für mich trifft es das Wort »Freiheit« am besten. Es ist ein tolles Gefühl.

Wenden wir uns nun diesen Schritten nacheinander zu.

5 Daten verfälschen und vernichten

Jeder, der mehr Privatsphäre möchte, muss ein bisschen Datenfälschung betreiben. Das ist der Schlüssel, wenn Sie sich vor Leuten verstecken wollen, die entschlossen sind, Sie zu finden, ob Sie nun ins Ausland fliehen oder sich nur dort, wo Sie sind, sicherer fühlen möchten. Sun Tzu, der antike chinesische Militärstratege, schrieb in *Die Kunst des Krieges*: »Wenn du dich und den Feind kennst, brauchst du den Ausgang von hundert Schlachten nicht zu fürchten.« Dieser Gedanke steckt auch hinter der Verfälschung persönlicher Daten: Wenn Sie Ihre offenen Flanken kennen und sich überlegen, wie ein Verfolger sie ausnutzen könnte, sind Sie in der Lage, dem Angriff zuvorzukommen.

In den nächsten Kapiteln möchte ich Ihnen zeigen, wie Sie persönliche Daten verschleiern oder ganz vor neugierigen Blicken verbergen können. Ihr »Fälschungsauftrag« ist, wenn Sie dabei mitspielen, einfach:

Identifizieren und vernichten Sie alles, was es da draußen über Sie gibt.

Der erste Schritt besteht darin, alle Daten, die ein Zielfahnder über Sie aufspüren könnte, zu lokalisieren – das ist mit »identifizieren« gemeint. Dazu gehören aktuelle und alte Datensätze und Informationen. Das heißt, Sie müssen Kontakt zum jeweiligen Kundendienst aufnehmen und ihn belügen. Erzählen Sie den Leuten, dass die über Sie gespeicherten Daten fehlerhaft sind und »berichtigt« werden müssen. Löschen Sie danach, falls Ihnen diese Option zur Verfügung steht, das gesamte Konto. So entstellen und beseitigen Sie persönliche Daten.

Das Ziel besteht darin, jeden, der in Ihren Daten herumschnüffelt, zu verwirren, in die Irre zu führen und auf falsche Fährten zu locken. Im Idealfall lässt sich Ihr Verfolger auf diese Weise ausschalten. Schlimmstenfalls wird er an anderen Stellen weitergraben, wird sich mit Schwindeleien und Vorwänden bemühen, woanders an Ihre persönliche Daten zu gelangen und auf diesem Weg an Ihren Aufenthaltsort heranzukommen, doch solche Recherchen kosten Zeit. Mit etwas Glück wird dem Auftraggeber des Detektivs schließlich entweder das Geld oder die Geduld ausgehen.

Die meisten Privatdetektive und Personenfahnder halten sich an die Gesetze, aber einige, die ich kennengelernt habe, brechen sie auch. Sie beginnen damit, an den offenkundigen Stellen nach Ihnen zu forschen: mit Suchmaschinen, in Internetdatenbanken, bei Telefongesellschaften und Versorgungsunternehmen. Wenn sie sich wohl damit fühlen, gegen Gesetze zu verstoßen, beschaffen sie sich Ihre Bankdaten. Vielleicht haben sie einen Kumpel bei der Polizei, der das Vorstrafenregister und das Register der Fahrzeughalter überprüft. Mit den so erbeuteten Informationen arbeiten sie dann eine lange Liste lokaler

Der Duselfaktor

Wann immer mich reine Spekulation zu einer Zielperson geführt hat, nannte ich das den »Duselfaktor«. Einmal zum Beispiel wurde ich angeheuert, um einen Mann aufzuspüren, der einem Geldverleiher eine große Summe schuldete. Er war verschwunden, ohne eine Nachsende-Adresse oder neue Telefonnummer zu hinterlassen. Es schien, als habe er sich in Luft aufgelöst. Wo immer ich nach ihm suchte, geriet ich in eine Sackgasse.

Ich fragte meinen Auftraggeber, ob er nicht noch mehr über den Kerl wisse. Das Einzige, was ihm einfiel, war die Vorliebe des verschwundenen Schuldners für aufgemotzte Autos aus den Sechzigern, sogenannte »Muscle-Cars«.

Daraufhin rief ich bei Muscle-Car-Zeitschriften an, um herauszufinden, wer für sie den Abonnementdienst abwickelte. Als ich eine Liste von Kontakten beisammenhatte, rief ich jeden Abonnementdienst an, gab mich für den verschollenen Schuldner aus und tat so, als wollte ich überprüfen, ob die Zeitschrift auch wirklich zu meiner neuen Adresse geschickt würde. Zehn Anrufe später hatte ich einen Volltreffer und bekam seine neue Adresse in Georgia heraus.

Geschäfte und Dienstleister ab in der Hoffnung, dort irgendwo ein Kundenkonto mit Ihrem Namen zu finden. Sie strengen ihre Fantasie an, um zu ermitteln, wo Sie sich wohl verstecken könnten.

Ihre Aufgabe ist es jetzt, Ihre eigene Fantasie zu benutzen, um die Züge Ihres Verfolgers vorherzusehen, und dabei werde ich Ihnen behilflich sein.

Beginnen Sie, dort nach sich zu suchen, wo ich selbst anfangen würde: im Internet. Nehmen Sie einen Laptop, aber nutzen Sie nicht Ihren heimischen Internetanschluss, sondern einen ungesicherten öffentlichen WLAN-Hotspot. Sollte es nämlich einem Verfolger gelingen, sich in Ihr Notebook zu hacken, wird er auf diese Weise nichts davon ahnen, dass Sie ihn erwartet haben.

In den USA, dem Land der besten Suchmaschinen für diese Arbeit, geht man auf Zabasearch (www.zabasearch.com), das »Gelobte Land« der Personenfahnder und Kopfgeldjäger. Hier findet man alte Daten, die Gold wert sind, wenn man eine Person aufzuspüren versucht, da die Menschen dorthin zurückzukehren pflegen, wo sie Verwandte und Freunde haben. Manchmal listet Zabasearch sogar Ihre unveröffentlichten Mobilfunk- und Festnetznummern auf. Zaba ist eine derart umfassende Suchmaschine, dass viele Organisationen sie am liebsten verbieten lassen würden.

Geben Sie, wenn Sie in Deutschland wohnen, Ihren Namen in die auf Personensuche.de gelisteten Personen-, Adress-, Telefon- und anderen Suchmaschinen ein und gehen Sie die Trefferlisten durch. Versuchen Sie es zunächst mit landesweiten Suchen und engen dann das Gebiet auf Ihr Bundesland und Ihre Stadt ein.

Mit etwas Glück findet man eine aktuelle oder alte Adresse, vielleicht auch beides. Womöglich taucht sogar irgendwo das Geburtsdatum auf. Unter Umständen werden Sie auf eine Liste von Verwandten stoßen. Ganz schön unheimlich, nicht wahr?

Gute Anlaufstellen für die Adressensuche sind in Deutschland die Einwohnermeldeämter. Gegen eine Gebühr erteilen sie Auskunft über die Wohnadresse einer Person, allerdings müssen Sie dazu deren Wohnort kennen, weil Deutschland kein zentrales Einwohnermelderegister hat. Gehen Sie hierfür zum Beispiel auf Adressermittlung.de oder Einwohnermeldeamt24.

Als Amerikaner in den USA werden Sie auf Zaba über den Sozialversicherungs-Link mit Ihrer Sozialversicherungsnummer* und Ihrem Nachnamen zu einer weiteren großen Suchmaschine weitergeleitet, Intelius (www.intelius.com), ein Unternehmen, das öffentlich zugängliche personenbezogene Behördendaten verkauft. Für einen Dollar erhält man hier schon entscheidende Informationen, für etwa fünfzig Dollar ein umfassendes Dossier.

Die Möglichkeit einer derart weitgehenden Recherche detaillierter personenbezogener Daten wildfremder Menschen gibt es in Deutschland aus Datenschutzgründen nicht. Auch kosten-

* Die Sozialversicherungsnummer dient in den USA vielfach als allgemeines Personenkennzeichen. Auch in Deutschland wurde die Rentenversicherungsnummer anfänglich in ähnlicher Weise genutzt, besonders von den Krankenkassen, vielen Behörden und Arbeitgebern, was das Bundesverfassungsgericht jedoch 1983 aus Gründen des Datenschutzes untersagte. (A.d.Ü.)

pflichtige Suchmaschinen spucken oft nicht mehr aus, als eine einfache Google-Suche erbringen würde. Denken Sie dabei daran, Ihren Namen in Anführungsstriche zu setzen und mit verschiedenen Zusatzinformationen die Trefferlisten zu variieren und einzugrenzen, und vergessen Sie die sozialen Netzwerke nicht, die sich umfassender durchsuchen lassen, wenn Sie dort angemeldet sind.

Detekteien, die auf Personensuchen spezialisiert sind, finden womöglich mehr heraus, indem sie Bekannte und Freunde kontaktieren, sie verlangen allerdings auch saftige Honorare. Aber bedenken Sie: Wenn Ihr Verfolger bei der Suche nach Ihnen nicht knausert, sollten Sie es auch nicht tun. Stellen Sie fest, aus welchen Quellen die Informationen und Daten stammen, die Suchmaschinen oder Privatermittler aufspüren, und schauen Sie dann, was davon Sie beseitigen können.

Verfälschen Sie die über Sie gespeicherten persönlichen Daten auf allen Plattformen und Webseiten, bei denen Sie registriert sind, und löschen Sie anschließend nach Möglichkeit diese Konten ganz.*

Amerikanische Internetportale wie Zabasearch und Intelius, die mit wenigen Klicks und gegen eine geringe Gebühr erschöpfende Auskünfte über gesuchte Personen geben, haben in Europa bislang (zum Glück) nicht ihresgleichen. Aber selbstverständlich können alle gängigen Datenbanken und Suchmaschinen persönliche Informationen über Sie zutage fördern.

* Sollten Sie das Pech haben, in der amerikanischen Suchmaschine Intelius gelistet zu sein, entfernen Sie Ihren Namen aus der Personensuche der Webseite, Intelius People Search, indem Sie ein entsprechendes Fax mit einer Kopie Ihres Führerscheins oder Personalausweises an die Nummer +1/425/974–6194 schicken. Auf diese Weise erschweren Sie zumindest die Zuordnung Ihres Namens und Ihrer Adresse. Weitere Informationen auf der offiziellen Website von Intelius unter www.intelius.com/privacy-faq.php#5.

Suchen Sie daher Ihren eigenen Namen über Google, Yasni, Yahoo, Bing, Metager und andere Suchmaschinen:

Überprüfen Sie jede Online-Datenbank und jedes Telefonbuch im Internet nach den Daten, die dort über Sie abrufbar sind.

Ich benutzte in den USA meist die folgenden Suchmaschinen: Google Phonebook (mittlerweile abgeschaltet), Yahoo People Search, WhitePages.com, Superpages.com, Addresses.com, Any Who.com, BirthDatabase.com. In Deutschland wären es vielleicht Yasni, DasTelefonbuch.de, 11880.com und GoYellow.de sowie für die internationale Suche Ixquick.com gewesen. Über *www.Adressermittlung.de* lassen sich Personen in Deutschland und Österreich finden, auch die Melderegister sind sehr gute Anlaufstellen (siehe oben). Mit Glück ermittelt man Handynummern über soziale Netzwerke wie Facebook, Xing und LinkedIn. Weitere einschlägige Suchmaschinen sind auf Personensuche.de gelistet.

Sie sollten sich die Mühe machen, Ihren Namen in sämtliche dieser Suchmaschinen einzugeben. Notieren Sie sich die Namen der Webseiten, auf denen Ihre Daten öffentlich eingesehen werden können. Benutzen Sie dazu Papier und Stift, und vernichten Sie die Zettel, sobald Sie mit der Arbeit fertig sind. Auf diese Weise sind Sie auf der sicheren Seite, sollte jemand Ihren Computer hacken und Daten von Ihrer Festplatte stehlen oder klonen.

Sobald Sie Online-Telefonbücher und Datenbanken durchforstet haben, um festzustellen, wo Sie verzeichnet sind, suchen Sie diese Plattformen auf, um zu erfahren, wie Sie diese Informationen löschen können. Leider kann ich Ihnen keine spezifischen Hinweise geben, wie Sie Ihren Namen aus diesen Seiten tilgen können, da die einschlägigen Bestimmungen und Verfahrensweisen einem ständigen Wandel unterliegen. Generell wird es eine gute Idee sein, den Link zu den häufig gestellten Fragen

(FAQ) aufzurufen, denn eine der dort am häufigsten auftauchenden Fragen ist normalerweise ebenjene nach der Vorgehensweise, Daten zu entfernen. Falls Sie keine FAQ-Liste finden, suchen Sie den Kontakt-Link, um eine E-Mail zu schreiben oder anzurufen. Führt auch das zu nichts, googeln Sie nach Informationen, wie man einen Namen aus der Suchmaschine X oder Y entfernt.

Entfernen Sie Ihren Namen und/oder Ihre Telefonnummer aus allen Online-Telefonbüchern, in denen Sie gelistet sind.

Wenn Sie Google bitten, Ihre Telefonnummer aus den Suchergebnissen zu löschen, wird das Unternehmen Sie auffordern, sich direkt an den Anbieter zu wenden, dessen Ergebnisse die Suchmaschine listet, um Ihren Namen vollständig aus dem Register zu streichen. Gleiches gilt für die Entfernung eines Firmennamens.

Wenn Google oder irgendeine andere Webseite einwilligt, Ihre Daten zu entfernen, überprüfen Sie unbedingt, ob die Änderungen auch durchgeführt wurden. Nur weil eine Kundenbetreuerin Ihnen versichert, dass sie die Änderungen vorgenommen hat, heißt das noch lange nicht, dass sie es auch tatsächlich getan hat. Ich habe allzu oft erlebt, dass Leute aufgeflogen sind, weil sie es versäumt hatten, bei der Datenlöschung auf Nummer sicher zu gehen. Sorgen Sie dafür, dass Ihnen nicht das Gleiche passiert!

Als Nächstes sollten Sie sich die Standardsuchmaschinen Google, Yahoo, Bing, Metager, Ask.com, und was es sonst noch geben mag, vornehmen. Suchen Sie nach verschiedenen Variationen Ihres Namens, Wohnortes und Arbeitsplatzes:

Marie A. Schmidt
Marie Schmidt
MA Schmidt
Marie UND Schmidt
»Marie Schmidt«

Marie Schmidt Berlin
Marie Schmidt SAP SE

Jagen Sie als Nächstes auch Ihre E-Mail-Adresse durch die Suchmaschinen. Wenn sie »Marie.Schmidt@falscheadresse.com« lautet, versuchen Sie folgende Kombinationen:

Marie.Schmidt
Marie.Schmidt AT falscheadresse
(Marie.Schmidt) (falscheadresse)
Marie (PUNKT) Schmidt (AT) falscheadresse (Punkt) com

Richten Sie einen »Google Alert« für all diese Suchbegriffe ein, das ist ein Benachrichtigungsdienst der Suchmaschine, der Sie jedes Mal, wenn ein spezifischer Terminus im Netz gesucht wird, verständigt. So können Sie sichergehen, dass niemand Ihre Informationen wieder hinzufügt, nachdem Sie diese aufgespürt und verfälscht oder gelöscht haben.

Wenn Sie bei irgendeiner dieser Suchen einen Treffer erzielen, schreiben Sie sich die Internetadresse (URL) auf, wo die Daten gespeichert sind. Woher hat die Seite Ihre Informationen? Stammen sie vielleicht aus Ihrem Blog, einem Eintrag, den Sie in einem Gästebuch hinterlassen, oder einem Online-Profil, das Sie irgendwo angelegt haben? Die Chancen stehen gut, dass Sie sich selbst kompromittiert haben, indem Sie Ihren Namen in sozialen Netzwerken hinterlassen haben, daher sollte mein nächster Rat auf der Hand liegen:

Löschen Sie all Ihre Seiten in sozialen Netzwerken.

Beseitigen Sie diese Seiten, so schnell Sie können. Aber bevor Sie auf »Konto löschen« klicken, sorgen Sie dafür, dass Sie all Ihre Fotos vernichten, alle Namensmarkierungen aus den Fotos löschen lassen, die andere von Ihnen gemacht haben, und Freunde bitten, all Ihre Fotos zu tilgen oder zumindest alle

Links zu Ihrer Seite zu beseitigen. Sie möchten nicht, dass ein Schnüffler herausfindet, wer Ihre Freunde sind, weil er sich sofort daranmachen würde, ihnen in irgendeiner Weise Informationen über Sie zu entlocken.

Seien Sie kein Narr

Meine Kollegen und ich spürten Leute an den entlegensten Orten auf, in Alaska und Belize, aber auch zum Beispiel in Frankreich und Deutschland, und das gelang uns, weil ihre Freunde und Verwandten es nicht lassen konnten, Facebook-Fotos von dem großartigen Leben zu posten, das die Abgetauchten führten. Sorgen Sie dafür, dass Ihre Freunde umsichtiger sind. Noch besser: Seien Sie kein Narr und halten Sie Ihre Fotos grundsätzlich privat.

Blättern Sie zum Kapitel »Des Schnüfflers beste Freunde«, zurück und fragen Sie sich, ob Sie in irgendeinem der dort aufgelisteten Netzwerke oder in noch anderen vertreten sind. Falls ja, löschen Sie Ihr Konto umgehend! Wir kommen weiter unten noch einmal darauf zurück, wie Sie sicher durch soziale Netzwerke navigieren, wenn Sie es unbedingt wollen, aber fürs Erste müssen Sie, wie ich fürchte, all Ihre Verbindungen dort kappen.

Sobald Sie Ihren Namen aus so vielen Suchmaschinen, sozialen Netzwerken und anderen Internetregistern wie möglich entfernt haben, fängt der eigentliche Spaß an, denn jetzt beginnen wir mit dem Verdrehen und Verfälschen und Verwirren. Ich weiß, durch Google-Trefferlisten zu scrollen kann ziemlich langweilig sein – daher bin ich mir sicher, Sie sind froh, dass nun der Zeitpunkt gekommen ist, zum Telefon zu greifen und zu lügen, was das Zeug hält.

Wie in den vorangegangenen Kapiteln erwähnt, stehen einem Personenfahnder zahlreiche Wege zur Verfügung, Sie aufzuspüren, ohne einen Computer zu benutzen. Hier eine kleine Liste, wo er anrufen könnte, wenn er nach Ihnen sucht:

- Telefongesellschaften
- Mobilfunkanbieter
- Möbelgeschäfte
- Stromversorger
- Fitnesscenter
- Satellitenfernsehanbieter
- Kabelfernsehanbieter
- Internetanbieter
- Videoläden oder Video-Online-Verleihe
- Chemische Reinigungen
- Abonnementdienste von Zeitschriften
- Kundenkartendienste von Warenhäusern und anderen
- Autovermietungen
- Bibliotheken
- Vielfliegerprogramme
- Vereine und Alumni-Verbände
- Banken
- Kreditkartenunternehmen

Haben Sie Konten bei irgendeinem dieser Unternehmen und Institutionen? Wenn die Antwort Ja lautet, müssen Sie einige Anrufe tätigen, ein paar kleine Flunkereien erzählen und dann Ihre Konten löschen, falls Sie können. (Gewöhnen Sie sich an die Idee, Ihre Zeitschriften am Kiosk zu kaufen und Ihre DVDs aus dem Automaten zu leihen, falls Sie in einer Großstadt leben.) Leider können Sie nicht einfach anrufen und um Löschung Ihres Kontos bitten, vielmehr sind die Schwindeleien, die diesem Schritt vorausgehen, ein unerlässlicher Bestandteil des Spiels. Zu viele Unternehmen behalten nämlich Ihre Daten, für den Fall, dass Sie irgendwann zurückkommen, und einem wirklich cleveren Schnüffler könnte es gelingen, diese Informationen aufzuspüren. Vor der Löschung müssen Sie daher jedes Unternehmen, das Daten über Sie besitzt, anrufen und diese Daten ein klein wenig verändern und auf diese

Weise nutzlos machen, falls ein Verfolger an sie herankommen sollte.

Wir sind zu einer Gesellschaft geworden, die sich immer stärker vernetzt und alle möglichen Verbindungen erzeugt. Ob das örtliche Kaufhaus, eine App, die man sich aufs Handy lädt, oder ein soziales Medium: Sie alle wollen sich mit uns verbinden. In der Welt des spurlosen Verschwindens sind Verbindungen gefährlich und können dazu führen, dass wir auffliegen.

Wenn Sie Ihr Verschwinden planen und bereits untergetaucht sind, müssen Sie sich über Verbindungen Gedanken machen. Wenn Sie Zug A nehmen, wie lässt sich daraus eine Verbindung ableiten, die zu Ihrer Entdeckung führt? Wenn Sie von Berlin nach München ziehen, hinterlassen Sie da an irgendeiner Stelle Informationen über diese Verbindung? Wenn Sie eine Prepaid-SIM-Karte kaufen, ist damit eine Verbindung zu Ihrer Identität verbunden? Selbst wenn Sie keinen Ausweis vorzeigen, gibt es eine Überwachungskamera in dem Geschäft. Am anschaulichsten wird die Gefahr solcher Verbindungen durch die Kebab-Geschichte.

Stellen Sie sich vor, es ist Freitagabend und ein Teenager begeht in einem Jugendklub den Fehler, das Mädchen des Pausenhofschlägers zum Tanz aufzufordern. Der Schläger findet es heraus und der Junge kann sich auf eine böse Packung gefasst machen. In den folgenden Tagen jagt der Schläger den Jungen, doch der weicht ihm immer wieder geschickt aus.

In der nächsten Woche liefert der Teenager mit seinem Fahrrad Kebab aus. Als er vor einer Wohnungstür steht, wird ihm klar, dass dort der Schläger wohnt. Er weiß, wenn er jetzt klopft und der Typ zu Hause ist, bekommt er etwas auf die Mütze. Liefert er das Essen dagegen nicht aus, verliert er seinen Job. Die Frage ist, wie kann der Junge seinen Auftrag erledigen, ohne sich eine Tracht Prügel einzufangen? Oder: Wie kann er sein Ziel erreichen, ohne dabei in Erscheinung zu treten?

Der Junge, ein kluges Köpfchen, geht zur Straßenecke, spricht einen anderen jungen Kerl an und sagt ihm, wenn er den Döner ausliefert, kann er das Trinkgeld behalten. Der willigt ein. So kann der Junge den Auftrag erfüllen und der Kloppe aus dem Weg gehen. Nach demselben Muster können Sie vermeiden, eine Verbindung in Form einer nachzuverfolgenden digitalen Spur zu hinterlassen, indem Sie jemand anders für Sie eine E-Mail schicken oder einen Anruf von einem Handy tätigen lassen. In dem Fall hat der Helfer den Fußabdruck hinterlassen.

So einfach das klingt, nur so können Sie es vermeiden, digitale Fußabdrücke zu hinterlassen und Verbindungen zu erzeugen. Denken Sie an das moderne Leben, die digitale Überwachung, die Ortung von Funktelefonen, die Videokameras an öffentlichen und privaten Plätzen. Unsere Welt ist mit Überwachungssystemen überzogen, die ständig unsere Daten abschöpfen. Sie als verschwundene Person müssen überdenken, wie Sie sich in einer solchen Gesellschaft bewegen, wie Sie kommunizieren und wie Sie Ihr alltägliches Leben organisieren. Bis zu einem gewissen Maß ist das Verschwinden etwas für überlegt handelnde Menschen.

Viele Menschen überstürzen ihren Abgang und denken die einzelnen Schritte nicht durch. Das kann ihnen zum Verhängnis werden. Spurlos zu verschwinden ist mehr, als von A nach B zu gelangen. Es geht darum, sich in Herrn oder Frau Anonymus zu verwandeln. Sie lösen sich in Luft auf und werden gewissermaßen zu einer virtuellen Existenz, einer, die allem Physischen nach Möglichkeit aus dem Weg geht und es um jeden Preis vermeidet, Verbindungen zu erzeugen.

Meine Strategie des Verschwindens konzentriert sich auf die Kontrolle und Kappung von Verbindungen. Denken Sie an die Knöpfe, die Sie drücken – »Enter«, »Senden«, »Anmelden«, »Abmelden«, »Zum Einkaufswagen hinzufügen« – und jeden anderen Knopf, den man anklickt, jedes Textfeld, in das man etwas hineintippt, sei es auf dem Computer oder Smartphone. All dies verbindet uns mit etwas, und alle Verbindungen hinterlassen eine digitale Spur. Alle digitalen Spuren können zu unserer Entdeckung führen.

Die Wörter »Guthaben« oder »Prepaid« und »Barzahlung« suggerieren Anonymität. Es stimmt jedoch nur zum Teil, dass Prepaid und Bargeld die Identität des Nutzers verbergen. Wenn Sie mit einer Prepaid-SIM-Karte telefonieren, ist Ihre Identität in vielen Ländern der Telefongesellschaft unbekannt. (In Deutschland sind die Anbieter von Prepaid-SIM-Karten gehalten, die Personalien der Käufer zu prüfen und festzuhalten.) Doch wenn Sie verschiedene Geschäfte betreten haben, um ein Billighandy und eine Prepaid-SIM-Karte zu kaufen, wurden Sie, selbst wenn Sie mit einem falschen Ausweis unterwegs waren, von Überwachungskameras gefilmt, können also mit dem Handy in Verbindung gebracht werden. So anonym sind Bargeld und Vorauskasse also auch nicht. Sie müssen lernen, Verbindungen zu meiden.

Die Kebab-Geschichte lehrt uns, dass es am besten ist, andere die Verbindungen herstellen zu lassen. Warum selbst in einen Laden mit Überwachungskameras gehen, wenn man auch jemand damit beauftragen kann? Auf diese Weise verhindern Sie eine direkte Verbindung. Ab heute sollten Sie strategisch vorgehen und denken wie der Kebab-Junge.

Eitelkeit macht verwundbar

Was die Hortung und Speicherung Ihrer Daten betrifft, gehören Fitness- und Bräunungsstudios zu den schlimmsten Übeltätern. Eine Freundin von mir, die sich gern im Solarium brutzeln lässt, erzählte mir, ihr Studio habe sie neulich gebeten, ihren Fingerabdruck scannen zu lassen, um den Missbrauch ihres Kundenkontos durch andere sicher auszuschließen. Ihren Fingerabdruck! Die internationalen und die meisten nationalen Strafverfolgungsbehörden verlangen von rechtschaffenen Bürgern nicht die Hinterlegung ihrer Fingerabdrücke, aber ein Solarium sehr wohl? Da stimmt doch etwas nicht.

Die meisten Fitnessstudios bestehen heute auf einem Foto des Mitglieds, das immer erscheint, wenn man die Mitgliedskarte einscannt.

Dies soll, wie bei den Solarien, sicherstellen, dass niemand sonst Ihr Konto benutzt. Aber damit erleichtern Sie es zum Beispiel einem Stalker, Sie zu finden.

Da die Speicherung von Fotos und Fingerabdrücken an solchen Orten bald allgegenwärtig sein wird, rate ich dazu, sie ganz zu meiden. Sie wollen trainieren? Kaufen Sie ein paar Laufschuhe und gehen Sie joggen. Sie wollen braun werden? Legen Sie sich in die Sonne – oder, noch besser, lassen Sie es gleich ganz sein. (Haben Sie noch nie etwas von Hautkrebs gehört?)

Sagen wir, Ihr Name ist Hans Henecke und Sie möchten abtauchen. Ihre Kontaktinformation lautet:

Hans H. Henecke
Hobrechtstraße 10
12043 Berlin

Rufen Sie alle Dienstleister an, die Ihre Kontaktinformationen haben, und erklären Sie ihnen:

HANS: Hallo, Hans Henecke hier, ich hätte eine Frage zu meinem Konto.

SERVICE: Gern, Herr Henecke, womit kann ich dienen?

HANS: Ich glaube, mein Name ist bei Ihnen falsch gespeichert. Er lautet Hähneke, H-Ä-H-N-E-K-E.

SERVICE: Oh, gut, ich korrigiere das.

Ein paar Tage später rufen Sie abermals an und sagen:

HANS: Hallo, Hans Hähneke. Ich habe eine Frage zu meinem Konto.

Überprüfen Sie nun die Änderung der Schreibung und geben Sie an, dass sich Ihre Berufsbezeichnung geändert hat. Sie können die Bezeichnung ändern, aber ändern Sie nicht den Beruf – wenn ein Personenfahnder auf diese Information stößt, wird er eine Finte wittern und aufhören, in dieser Richtung weiterzusuchen.

Frisieren Sie die Daten, überprüfen Sie die Änderung und wiederholen Sie das Prozedere bei allen anderen Firmen, die

Ihre Daten haben, aber achten Sie darauf, Ihren Namen jedes Mal anders zu buchstabieren: Hansi Hernecke, Hans Herricke, Hennes Hährnicke. Sie müssen das tun, denn wenn ein Zielfahnder glaubt, dass Sie und »Hans Hähneke« (oder »Hernecke«) ein und dieselbe Person sind, könnte er annehmen, dass es sich um einen Aliasnamen handelt, und anfangen, Sie unter diesem Namen zu suchen. Seien Sie unausrechenbar.

In manchen Ländern, wie Großbritannien, hat jeder Bürger eine einzige Sozialversicherungsnummer, in Deutschland werden aus Datenschutzgründen unterschiedliche Nummern für die Kranken- und die Rentenversicherung verwendet. Die für alle Bürger vorgeschriebene Sozialversicherungsnummer in den USA wird nicht nur vom Sozialversicherungssystem benutzt, sondern auch von Behörden und Privatfirmen, zum Beispiel Banken und Versorgungsunternehmen, denn es gibt hier keine nationale Personalausweispflicht, und so behilft man sich oft mit dem Führerschein und/oder der Sozialversicherungsnummer als unverwechselbaren Personenkennzeichen.

Eine falsche Sozialversicherungsnummer anzugeben ist in den Vereinigten Staaten verboten – ein Gesetz, an das man sich besser halten sollte. Unverwechselbare Personenkennzeichen dieser Art dürfen Sie natürlich auch in anderen Ländern nicht verändern. Aber wenn ein Stalker hinter Ihnen her ist und Sie um Ihr Leben fürchten, reift in Ihnen vielleicht doch der Entschluss, alles Erdenkliche und Notwendige zu unternehmen, um am Leben zu bleiben. Ralph Waldo Emerson hat einmal gesagt, dass gute Menschen die Gesetze nicht allzu streng befolgen sollten. So werden Sie vielleicht Firmen, die Ihre Sozialversicherungsnummer oder ein anderes eindeutiges Personenkennzeichen gespeichert haben, anrufen wollen und erklären:

HANS: Hallo, Hans Henecke. Ich habe eine Frage zu meinem Konto.

KUNDENMITARBEITER: Womit kann ich Ihnen dienen?

HANS: Ich glaube, eine Ziffer meiner Rentenversicherungsnummer bei Ihnen ist falsch.

MITARBEITER: Gut, dann ändern wir das.

Warum sollte es überhaupt notwendig sein, gegen das Gesetz zu verstoßen? Nun, wie gesagt, gewiefte Schnüffler bekommen so ziemlich jede Information heraus, die sie suchen.

Sobald Sie Ihre elementaren Personenkennzeichen verändert haben – Ihren Namen, Ihre Berufsbezeichnung, Ihre Kranken- und Rentenversicherungsnummer, falls Sie so weit gehen wollen –, ist es an der Zeit, jedes Unternehmen abermals zu kontaktieren und Ihre Postadresse und Telefonnummer zu ändern. Wenn Sie das Opfer eines Stalkers oder einer Stalkerin sind, schlage ich vor, dass Sie als neue Kontaktinformation das örtliche Polizeirevier angeben, damit ein anständiger Privatdetektiv seinen Auftraggeber mit unangenehmen Fragen konfrontiert und seine Nachforschungen hoffentlich einstellt.

Wenn Sie kein Opfer sind, gibt es keinen Grund, die Polizei hineinzuziehen. Wählen Sie ein zufälliges Postfach in einer anderen Stadt, rufen Sie dann den Kundenservice aller Firmen an, die Ihre Daten haben, und bitten Sie darum, die Adresse zu ändern. Ihr Verfolger wird seine Zeit damit verbringen, herauszufinden, wem das Postfach gehört, und in eine Sackgasse laufen. Bleiben Sie auch hier wieder realistisch, damit Ihr Verfolger nicht Lunte riecht. Wenn Sie in München in einer Wohnwagensiedlung hausen, wählen Sie kein Postfach in Bogenhausen oder Schwabing.

Notieren Sie alle neuen Daten, die Sie diesen Firmen gegeben haben, damit Sie nicht vergessen, wie Sie in Zukunft auf Ihre Kundenkonten zugreifen können. Nutzen Sie dazu Stift und Papier.

Nun müssen Sie nur noch eine letzte Tat vollbringen:

Rufen Sie diese Firmen an und löschen Sie so viele Registrierungen und Konten wie möglich.

Kündigen Sie Ihren Mobilfunkvertrag und wechseln Sie zu einem Prepaid-Handy. Machen Sie dasselbe mit Ihren Kreditkarten: Wechseln Sie zu Guthabenkarten. Bestellen Sie Netflix und Ihre Zeitschriften ab. Auf diese Weise kappen Sie die Verknüpfung zwischen diesen Diensten und Ihren Kontaktinformationen, und selbst wenn ein Verfolger so brillant ist, die alten Abo-Daten aufzuspüren, werden diese nun sowieso falsch sein.

Wenn Sie ein Vertragskonto nicht kündigen können – sagen wir, Ihren Stromvertrag (Sie verlassen Ihre Wohnung nicht und können schließlich schlecht im Dunkeln leben) –, müssen Sie immer daran denken, dass Sie dem Versorger neue Kontaktinformationen gegeben haben, und sich daran gewöhnen, jeden Monat dort anzurufen und zu fragen, wie viel Geld Sie schulden. Schließlich haben Sie ja die mit dem Konto verbundene Adresse geändert, das heißt, Ihre Rechnungen werden jetzt ins Blaue verschickt – und ich rate Ihnen nicht zur Online-Bezahlung der Rechnungen, weil ein Ermittler die IP-Adresse herausfinden könnte, die Sie verwenden, um Sie auf diese Weise zu lokalisieren. Über das Telefon zu bezahlen ist ein Kinderspiel; rufen Sie einfach die Servicenummer an, fragen Sie, wie viel Sie schuldig sind, und geben Sie eine Guthabenkreditkarte an oder schicken eine Zahlungsanweisung.

Ja, das alles ist kompliziert und ein wenig mühselig. Aber ich jedenfalls finde, dass der Schutz der Privatsphäre es wert ist. Wenn Sie mir zustimmen und wie die meisten Menschen in der Vergangenheit bei der Preisgabe persönlicher Informationen unvorsichtig waren, werden Sie eine Menge »Desinformationsanrufe« tätigen müssen.

Vielleicht sind Sie nun überwältigt, weil es so viele Orte gibt, wo Sie Ihre Daten hinterlassen haben, dass Sie sich wahrscheinlich gar nicht an alle erinnern. Aber seien Sie beruhigt: Ich bin hier, um Ihrem Gedächtnis auf die Sprünge zu helfen. Im nächsten Kapitel stellen wir sicher, dass Sie alle Schlupflöcher gestopft haben.

Handelt es sich hier um Identitätsbetrug?
Nein. Absichtlich kleine Fehler in Ihre Daten einzuschmuggeln ist nicht dasselbe, wie ein völlig neues Konto unter falschem Namen zu eröffnen. Sie täuschen und betrügen niemanden; Sie gefährden nicht die Kreditinformationen oder den Ruf einer anderen Person, indem Sie deren gestohlene Daten verwenden. Sie sind noch immer als Sie selbst unterwegs – nur mit einer Reihe zusätzlicher Tippfehler in Ihren Daten.

Ich empfehle Ihnen nicht, sich jemals unter einer falschen Identität zu verstecken, es sei denn, Sie befinden sich in einem Zeugenschutzprogramm und tun dies in voller Abstimmung mit den staatlichen Behörden. Es ist zu einfach für die Polizei, Identitätsbetrug und Identitätsdiebstahl aufzudecken, und die Strafen dafür lohnen das hohe Risiko nicht.

6 Spuren und Hinweise zu Hause

Methodisches Denken ist der Schlüssel, damit Ihre Desinformationskampagne erfolgreich verläuft. Wo überall könnten sich Informationen über Sie befinden? Erstellen Sie eine Liste und machen Sie sich dann ans Werk. Am Anfang mag das wie eine erdrückende Aufgabe erscheinen, aber ich finde sie auch befriedigend, wie ein Frühjahrsputz oder das Zertrümmern eines kaputten Faxgeräts mit einem Baseballschläger.

Am besten finden Sie heraus, wo Sie persönliche Informationen hinterlassen haben, indem Sie Ihre Habe in Ihrer Wohnung oder Ihrem Haus Zimmer für Zimmer durchforsten und sich überlegen, wo sich überall Hinweise auf Sie verstecken könnten. Begeben wir uns gemeinsam auf einen Rundgang.

Brieftasche und Kleidertaschen

Holen Sie Ihre Brieftasche hervor, öffnen Sie sie, und betrachten Sie all die Karten, die sich darin befinden. An jeder Ihrer Kreditkarten hängt ein erstaunlicher Berg von Informationen. Außer elementaren Kontaktdaten und der Umsatzhistorie sind mit jeder Karte womöglich noch irgendwelche Bonusprogramme verknüpft. Wenn Sie an einem Vielfliegerprogramm teilnehmen, als Stammkunde Rabatt bei einer Autovermietung erhalten oder Bonuspunkte bei der Bahn oder einer Hotelkette sammeln, stellen Sie sich vor, was ein Schnüffler alles finden würde, sollten ihm diese Informationen in die Hände fallen – besonders, wenn Sie Ihre ganzen Vielfliegermeilen dafür aufgewendet haben, in Ihr neues Leben fortzufliegen.

Besitzen Sie Treue- oder Rabattkarten von Kaufhäusern? Haben diese Geschäfte Ihren Klarnamen und Ihre korrekten Kontaktinformationen?

Wenn Sie durch die Straßen einer Stadt gehen, steckt vielleicht auch ein iPod in Ihrer Tasche. Was verrät Ihr Apple-Konto über Sie? Haben Sie ein Konto bei einem anderen Online-Musikhändler?

Ihr Schlüsselring

Stichwort Kundentreuekarten. Welche Informationen besitzt eigentlich Ihre Apotheke über Sie? Welche Ihr Lebensmittelhändler? Was weiß das Fitnessstudio von Ihnen? Was ist mit dem Drogeriemarkt, der Ihre Fotos entwickelt, falls Sie noch zu einem solchen Anbieter gehen? Haben Sie einen kostenlosen Schlüsselanhänger oder ein anderes trauriges Werbegeschenk erhalten, damit Sie sich in die Mailingliste einer Firma eintragen oder an einer anderen Werbeaktion teilnehmen?

Und wo wir gerade dabei sind: Wer besitzt Kopien Ihres Wohnungsschlüssels? Haben Sie einen Drittschlüssel einer wichtigen anderen Person gegeben, einer Freundin, dem Gärtner, Ihrer Putzfrau? Haben Sie, falls Sie die Beziehung zu dem oder der Betreffenden mittlerweile abgebrochen haben, je Ihren Schlüssel zurückbekommen? Können Sie sicher sein, dass sie oder er keine Kopien hat machen lassen? Sind Sie einfach nachlässig geworden mit der Weitergabe Ihrer Schlüsselkopien? Falls ja, ist es höchste Zeit, die Schlösser auszutauschen.

Das Wohnzimmer

Gehen Sie ins Wohnzimmer. Wenn Sie einen Fernseher, einen DVD-Spieler, eine Stereoanlage oder irgendein anderes elektronisches Gerät besitzen, haben Sie eine Gewährleistung und eventuell eine Herstellergarantie darauf. Wo ist Ihre Garantiekarte? Hat der Hersteller oder Händler Ihre aktuelle Adresse und Handynummer? Falls Sie Geräte geschenkt bekommen haben: Hat der Schenkende seine oder Ihre Kontaktinformationen angegeben? In jedem Fall ist ein ausgefüllter Gewährleistungsbeleg oder eine Garantie eine Goldgrube für Personenfahnder und Schnüffler aller Art. Wenn wir nicht Ihre Kontaktinformationen finden, dann vielleicht Name und Adresse eines alten Freundes oder Familienmitglieds, dem wir Informationen über Sie abluchsen können.

Das Gleiche gilt für Ihr Sofa, Ihren Zweisitzer und Ihren großen Polsterhocker. Haben Sie eine Garantie darauf? Was könnte ein Fremder herausfinden, wenn er vorgäbe, Sie zu sein, und mit den Leuten spräche, die Ihnen diese Möbel verkauft haben?

Wie haben Sie dafür bezahlt? Mit einer Kreditkarte oder über ein Kundenkonto bei dem Geschäft? Jeder gewitzte Schnüffler oder Stalker, der Ihnen auf der Spur ist, wäre in der Lage, sich Ihre Kreditkartenabrechnung zu beschaffen und das Möbel- oder Teppichgeschäft oder das Ikea-Haus zu finden, wo Sie einkaufen waren. Dann könnte der Verfolger das Geschäft kontaktieren, sich für Sie ausgeben, behaupten, er könne die Garantiekarte des 60-Zoll-Fernsehers, oder was immer Sie dort gekauft haben, nicht mehr finden. Fünf Minuten später hat er Ihre Adresse und Telefonnummer auf einem Blatt Papier.

Wenn Sie das alles für etwas übertrieben halten – wenn Sie glauben, dass jemand, der Sie zu finden versucht, niemals so weit gehen würde –, denken Sie noch einmal darüber nach. Ich selbst habe Garantie- und Zahlungskarten benutzt, um Zielpersonen auf der ganzen Welt aufzuspüren.

Das Badezimmer

Das ist ein gefährlicher Ort, selbst wenn Sie nie unter der Dusche ausgerutscht sind. Bewahren Sie hier Ihre Arzneien auf? Dann ist das Schränkchen vollgepackt mit persönlichen Informationen. Medikamentenaufkleber verraten Ihre Krankheiten und eventuell Ihren Arzt oder Apotheker. Die Apotheke besitzt Ihre Kassenrezepte, auf denen Ihre Krankenkasse verzeichnet ist, die all Ihre Erkrankungen kennt.

Sagen wir, Sie sind Politikerin oder eine andere Person des öffentlichen Lebens. Sie möchten wahrscheinlich nicht, dass irgendjemand weiß, dass Sie ein Antidepressivum wie Fluoxetin oder ein Medikament gegen Angst- und Panikattacken wie Alprazolam einnehmen, oder, möge es der Himmel verhüten, Viagra, falls Sie ein Mann sind, doch Leute, die Ihnen schaden möchten, werden versuchen, es herauszufinden. In den 90er Jahren heuerte mich ein Funktionär der Republikanischen Partei an, um herauszufinden, ob der damalige Gouverneur von Arkansas, Bill Clinton, je in eine Nervenklinik des Bundesstaats eingewiesen worden war. (Er war es nicht.)

Die Garage

Garagen werden gern als Abstellkammern genutzt. Hier werden Dinge in Kisten verstaut, bei denen Sie unschlüssig sind, was mit ihnen geschehen soll: alte Zeitungen, Schulbücher, Bankauszüge, Liebesbriefe, Spielzeug. Wenn Sie sich dann entschließen, den Krempel wegzuwerfen, besteht die Gefahr, dass Sie ihn nur flüchtig durchsehen, ohne genau nachzuprüfen, was eigentlich alles darin enthalten ist. Nehmen Sie sich die Zeit, die Kartons und Kisten zu kontrollieren.

Einer meiner Kunden beging den schweren Fehler, kompromittierende Videos von sich und seiner Frau in einer Mülltüte an die Straße zu stellen. Nun wussten sie nicht, ob die Müllabfuhr die Tüte mitgenommen und tief in einer Abfallgrube versenkt hatte oder ob nicht vielleicht ein finsterer Müllmann das Material an sich genommen und als freien Content auf eine Pornoseite gestellt hatte …

Das Schlafzimmer

Wo wir von Sexvideos sprechen: Halten Sie diesen Bereich schlicht privat.

Die Küche

Alle Geräte – Kühlschrank, Mikrowelle, Herd etc. – haben zwei Jahre Gewährleistung, auf vielen ist zusätzlich eine Garantie, aber auch das Essen, das Sie mit ihrer Hilfe zubereiten, könnte Sie verraten. Wo kaufen Sie Ihre Lebensmittel? Sind Sie Mitglied einer Einkaufsgemeinschaft oder Lebensmittelkooperative? Besitzen Sie Treuekarten und/oder eine sogenannte Affinity-Kreditkarte, mit der Sie die Sonderangebote eines Kaufhauses wahrnehmen können? Solche Firmen haben Ihre Adresse und Telefonnummer gespeichert, einige besitzen sogar Ihre Girokontodaten. Und natürlich wissen sie, was Sie kaufen, wo Sie es kaufen und wann. Warum haben Sie diesen Leuten echte Informationen gegeben?

Sind Sie eine Feinschmeckerin? Haben Sie irgendwelche Kochmagazine abonniert oder erhalten Lebensmittellieferungen von Spezialitätenläden? Ein cleverer Schnüffler wird diese Informationen nutzen, um Sie aufzuspüren. Einmal suchte ich einen Burschen im Mittleren Westen. Was ich auch anstellte, es wollte mir partout nicht gelingen, irgendeine Spur von ihm zu entdecken. Ich kehrte zu der Frau zurück, die mich mit seiner Suche beauftragt hatte, und bat sie, mir noch mehr von ihm zu erzählen. Ihr fiel nur ein Detail ein: Er aß für sein Leben gern Hummer.

Also beschloss ich, bei Hummerlieferanten zu recherchieren. Ich rief eine Reihe Firmen an, die Meeresfrüchte vertrieben, und bei einer davon stieß ich schließlich auf seinen Namen. Um das Konto zu bestätigen, verglichen sie seinen Namen mit seiner früheren Adresse. Man stelle sich vor: aufgespürt wegen seiner Liebe zu Hummerfleisch. Es war so einfach.

Das heimische Büro

Ihr Computer und wo Sie ihn aufbewahren ist wahrscheinlich die verwundbarste Stelle in Ihrem Haushalt. Ihre IP-Adresse und die Informationen auf der Festplatte werden einem Eindringling oder Hacker alles verraten, was sie oder er benötigt, um Sie zu finden oder Ihre Identität zu missbrauchen. Wenn ein Personenfahnder oder Stalker an Ihren Computer herankommt oder an die Mitteilungen und Informationen, die Sie über eine ungesicherte WLAN-Verbindung von zu Hause aus verschicken, wird er sofort wissen, wo Sie sich aufhalten, wohin Sie unterwegs sind und was Sie vorhaben, sobald Sie angekommen sind. (Die Aktivitäten über eine ungesicherte öffentliche WLAN-Verbindung sind schwieriger zu verfolgen: Es gibt Dutzende von Personen, die zu einem bestimmten Zeitpunkt einen Hotspot nutzen, und keine Möglichkeit, einen bestimmten Nutzer zu identifizieren, es sei denn, seine IP-Adresse ist bekannt.)

Selbst wenn Sie mit einem Laster den Computer plätten, kann die Festplatte – wenn sie bei der Aktion im Wesentlichen unversehrt geblieben ist – jemandem, der entschlossen ist, Sie aufzuspüren, immer noch alles verraten. Und Ihr Drucker und Scanner sind noch schlimmer. Drucker hinterlassen auf jeder Seite Papier einen sogenannten Machine Identification Code, das heißt ein digitales Wasserzeichen, das die Identifizierung des Geräts ermöglicht, mit dem die Seite gedruckt wurde.

Dokumente können auf diese Weise zum Hersteller zurückverfolgt werden, was den meisten Anwendern überhaupt nicht bekannt ist.

Nicht empfohlen: Software anonymisieren

Früher empfahl ich Kunden, die ihre heimischen Computer sichern wollten, Software zu kaufen, die ihre Webaktivitäten anonymisiert. Ich verzichte darauf, seit mir klar wurde, dass ich keine Ahnung habe, ob solche Programme überhaupt funktionieren. Hier der sicherste Weg zum sicheren Surfen: Erledigen Sie an Ihrem Heimcomputer niemals etwas, das heikel ist oder Sie belasten könnte.

Die Hersteller schweigen sich darüber aus – ein weiteres Beispiel, wie Konzerne Big Brother immer ähnlicher werden. Ich bin sicher, es wird nicht lange dauern, bis Drucker und Scanner heimlich alles kopieren, was gedruckt und eingelesen wird, und diese Informationen für Leute wie mich bereithalten.

Die meisten Menschen bewahren in ihrem heimischen Büro ihre Rechnungen und Akten neben dem Computer auf. Wenn Sie diese schreddern, sollten Sie die Reste besser nicht in den Papierkorb werfen – jemand, der wirklich entschlossen ist, könnte sie wieder zusammensetzen. Sie sollten das Material durch die Toilette spülen – aber vielleicht ist das im Zeitalter hoher Kundenfreundlichkeit, aber niedriger Sicherheitsstandards in den Servicecentern der Versorgungsunternehmen, bei denen solche Informationen oft noch viel leichter zu beschaffen sind, nicht einmal der Mühe wert.

Abschließende Gedanken

Wenn Sie durch Ihre Wohnung gegangen sind, sich die verwundbaren Stellen notiert und jeden einzelnen Hersteller und Dienstanbieter, der Ihre Daten hat, angerufen und mit falschen Informationen gefüttert haben, dann herzlichen Glückwunsch. Sie sind nun schon fast so weit, aufbrechen zu können.

Bevor Sie gehen, möchte ich Ihnen jedoch ans Herz legen, Ihre Arbeit zu überprüfen, indem Sie einem Privatdetektiv den Auftrag erteilen, Sie zu finden. Auf diese Weise können Sie sicherstellen, dass Sie auch wirklich alle Sicherheitslücken geschlossen haben. Bezahlen Sie ihn nicht mit einer Kreditkarte. Schicken Sie ihm Bargeld oder eine Geldanweisung. Und suchen Sie sich einen Privatdetektiv aus, der weit, sehr weit weg wohnt. Sie wissen nie, wer in der Nähe Ihres Wohnorts angeheuert und auf Sie angesetzt wurde.

Nennen Sie Ihren Namen und eine weitere persönliche Kennung – etwa eine alte Adresse oder Telefonnummer –, um zu überprüfen, wie viel sie oder er über Sie ausgraben kann. Das ist die Methode, mit der meine Partnerin Eileen und ich wechselseitig unsere Arbeit kontrollierten.

Wenn er irgendeine Information entdeckt, prüfen Sie, ob sie zu Ihrem aktuellen Aufenthaltsort führt. Stopfen Sie so viele Löcher, wie Sie können, und machen Sie sich dann bereit, Ihr Spiel in die zweite Phase zu führen: Verwirrung stiften und falsche Fährten legen.

Muss ich das wirklich alles auf mich nehmen?

Wenn Sie dieses Buch nur zum Spaß lesen, weiß ich schon, was Sie denken werden: Warum sich diese ganze Mühe machen, wo Sie doch gar nicht verschwinden möchten? Sie zahlen ja Ihre Rechnungen pünktlich, niemand stellt Ihnen nach, worüber also sollten Sie sich Sorgen machen?

Sie haben recht, das müssen Sie wahrscheinlich nicht. Andererseits wird jedes Jahr die Identität einer Menge unschuldiger, gesetzestreuer Frauen und Männern missbraucht. Denken Sie daran, dass Ihre persönlichen Daten ein wertvolles Gut sind, ganz gleich wer Sie sind. Unternehmen kaufen und verkaufen jeden Tag personenbezogene Daten und Informationen, und zahlreiche Einzelne tun es auch. Je besser Sie über Ihre offenen Flanken Bescheid wissen, desto sicherer sind Sie.

7 Falsche Fährten

Verwirrung stiften und falsche Fährten legen, das ist die Phase, die mir persönlich am besten gefällt, wenn ich einem Kunden helfe, spurlos zu verschwinden.

In der ersten Phase des Verschwindens, der Verfälschung und Löschung persönlicher Daten und Informationen, haben Sie alles, was da draußen Auskunft über Sie gibt, aufgespürt und es vor neugierigen Blicken verborgen. Jetzt werden Sie es noch schwerer machen, Sie zu finden, indem Sie Verwirrung stiften und einen Haufen falscher Fährten für Ihren Verfolger legen. Sie tun dies mit zwei Zielen im Hinterkopf:

Beschäftigen Sie Ihren Jäger damit, am falschen Ort nach Ihnen zu suchen, und sorgen Sie dafür, dass Ihre Akte so dick, frustrierend und teuer zu entwirren wird wie möglich.

In meiner Zeit als Personenfahnder wünschten meine Kollegen und ich uns immer, gerade genug Anhaltspunkte zu entdecken, um unsere Zielpersonen zu finden – nicht mehr und nicht weniger. Bei zu wenigen Hinweisen würde die Spur schnell kalt werden, bei zu vielen würden wir falsche Fährten von echten bald nicht mehr unterscheiden können.

Wenn sich Menschen auf und davon machen, um sich dem Zugriff anderer zu entziehen, begehen sie oft den entscheidenden Fehler, ihre Verfolger nicht zu beschäftigen. Hinterlassen Sie nur eine einzige Spur, ganz gleich wie sehr Sie sich bemüht haben, sie zu verwischen, geben Sie Ihrem Verfolger die Möglichkeit, diese Spur sehr gründlich unter die Lupe zu nehmen. Gönnen Sie ihm diesen Luxus nicht. Versierte Personenfahnder gehören zu den schnellsten und findigsten Leuten, die man sich denken kann – die Chancen stehen also recht gut, dass Ihr Verfolger Sie erwischt.

Der Haken

Ihr »Haken« ist ein kleiner Hinweis, den Sie eigens auslegen, damit der Jäger ihn findet. Er wirkt echt und wird den Schnüffler in freudige Erregung versetzen, sobald er ihn aufspürt. Vielleicht bekunden Sie Interesse an einem Eigenheimkredit oder einer Mietwohnung oder einer Kreditkarte, was dann eine Bonitätsprüfung durch den Anbieter nach sich zieht. Vielleicht tätigen Sie Anrufe von einem Anschluss aus, von dem Sie wissen, dass Ihr Verfolger ihn sehr wahrscheinlich überprüfen wird.

Haken sind ein großartiges Werkzeug für Menschen, die Stalkern und Gewalttätern zum Opfer gefallen sind. Ich arbeitete einmal für eine Kundin namens Vera, deren Ehemann, der Vater ihres Kindes, sie misshandelt und mit dem Tod bedroht hatte. Nun stand er kurz vor dem Ende einer dreijährigen Haftzeit und hatte seine Frau selbst noch aus dem Gefängnis heraus mit anonymen Drohbriefen terrorisiert. Als sein Entlassungsdatum nahte, ließ er keinen Zweifel daran, dass er sie aufsuchen würde, um ihr wehzutun.

Vera besaß das alleinige Sorgerecht für ihr Kind und war nicht gewillt, es so weit kommen zu lassen. Sie wollte um jeden Preis ihre Heimatstadt verlassen, daher nahm sie Kontakt zu mir auf. Nachdem wir an verschiedenen Stellen ihre Daten verfälscht hatten, erarbeiteten wir eine ausgeklügelte, dabei aber realistische falsche Fährte, die ihren Exmann beschäftigen und von ihrer Spur abbringen würde.

Als Erstes schickte ich Vera in eine Kleinstadt im Mittleren Westen, wo sie sich eine Mietwohnung suchte. Wir stellten sicher, dass die Hausverwaltung des Wohnkomplexes – Sincere Realty in Buck, Oklahoma – eine Bonitätsprüfung durchführte, die dann in Veras Kreditauskunft auftauchen würde. Wir vermuteten, dass der Knastbruder einen Detektiv anheuern würde, um Veras Kreditauskunft abzufragen, und wir wussten, dass ihm selbst oder dem beauftragten Schnüffler dieser Prüfvermerk von Sincere Realty auffallen würde. Dieser Prüfvermerk war unser Haken.

Die Schnur

Vera und ich wussten, dass sich der Knacki, kaum dass er von der Kreditauskunft erfuhr, in einen Überlandbus setzen und direkt nach Buck fahren würde. Deshalb warfen wir eine Schnur aus: ein ganzes Kuddelmuddel von Hinweisen auf sie an diesem Ort. Wir ließen Vera Strom und Wasser und einen Festnetzanschluss für die neue Wohnung beantragen, die sie in Augenschein nahm – allerdings ohne dort einzuziehen oder ihre Aufträge tatsächlich abzuschließen.

Wir nahmen an, dass der Vorbestrafte einen Detektiv beauftragen würde, die Nummer von Veras Wohnung zu ermitteln. Wenn ein professioneller Schnüffler auf Veras Spur war, würde er einen unvollständigen Antrag auf einen Festnetzanschluss für ihre neue »Adresse« entdecken – möglicherweise auch einen vollständigen Antrag, falls unterdessen ein neuer Mieter in die Wohnung eingezogen war. Er wäre verwirrt: Hatte Vera die Wohnung nun doch nicht genommen, oder zog sie mit jemandem zusammen? Er würde hinfahren und es überprüfen müssen, was den Knasti noch mehr Geld und Zeit kosten würde.

Die Telefongesellschaft, bei der Vera den Anschluss bestellte, fragte nach ihrem Beschäftigungsverhältnis und einer Kontaktnummer. Wir suchten ein großes Unternehmen mit Sitz in der Gegend und nutzten es als Adresse ihres Arbeitsplatzes. Dann gaben wir als Kontaktnummer einen Anschluss derselben Firma an – aber an einem anderen Standort des Unternehmens in einer anderen Stadt. Wir hofften, dass ihr Ex und sein trotteliger Schnüffler glauben würden, dass sie an einen anderen Ort versetzt worden war, und dort würde wieder eine neue Suche beginnen müssen und wieder in eine Sackgasse laufen.

Das Team Knasti konnte in ganz Oklahoma hinter jedem Baum nach Hinweisen auf Vera suchen, es würde sie niemals finden. Wenn ihre Verfolger ihren Namen bei keinem Versorgungsunternehmen fänden, würden sie es vielleicht bei den Telefongesellschaften, dem Kabelfernsehanbieter und örtlichen Lebensmittelgeschäften versuchen. Jede dieser Suchen würde viel Zeit in Anspruch nehmen und Geld kosten, bis sich die Rechnung der Detektei auf Hunderte, wenn nicht Tausende von Dollar belief.

Das Senkblei

Bevor sich Vera zu ihrem neuen, geheimen Aufenthaltsort aus dem Staub machte, eröffneten wir ein Girokonto in einer zufällig ausgewählten Bank. Vera rief diese Bank – und obendrein noch eine Reihe anderer Geldinstitute – von ihrem alten Telefon und dem ihrer Mutter an. Dann bat sie das Kreditinstitut um eine Debitkarte, die ich an eine Partnerin von mir weitergab, die damit durchs ganze Land reiste. Bald kaufte »Vera« kreuz und quer auf dem nordamerikanischen Kontinent ein, in St. Louis, Montreal, Seattle und so weiter.

Das war unser Senkblei: eine derart ins Kraut schießende Spur, dass ein Privatdetektiv *Jahre* brauche würde, um ihr auf den Grund zu gehen. Wenn es Team Knasti gelänge, an eine der beiden Anruflisten heranzukommen, würde es die Rufnummern von Banken entdecken und annehmen, eine heiße Spur zu Veras Kontobewegungen entdeckt zu haben. Vielleicht würde eine Privatdetektivin die Banken anrufen und sich des streng verbotenen Tricks bedienen, sich als Vera auszugeben. Sie würde bei einem der Institute ein aktives Konto entdecken und höchst befriedigt denken: »Bingo, jetzt haben wir sie!«

Dann würde Sie sich unter einem Vorwand Bankauszüge verschaffen und das Folgende entdecken:

Geldautomat St. Louis, MO, $ 20,00
Geldautomat Chicago, IL, $ 30,00
Geldautomat Las Vegas, NV, $ 10,00
Geldautomat Toronto, ONT, $ 20,00
Geldautomat Montreal, QC, $ 40,00
Geldautomat Seattle, WA, $ 10,00.

Sie würde denken: Um Himmels willen, diese Frau reist ja wie wild durchs ganze Land! Womöglich würde sie in einigen der Städte ein paar vorsichtige Recherchen beginnen und noch mehr Zeit und Geld vergeuden. Selbst wenn dem Knastbruder grenzenlose Ressourcen zur Verfügung stünden, wäre die Detektivin an diesem Punkt womöglich schon derart frustriert, dass sie freiwillig aufgäbe.

Wenn Sie Ihr Leben in Gefahr wähnen, werden Sie vielleicht mit sorgenschwerem Herzen den bitteren Entschluss fassen, aus Ihrem alten Leben zu verschwinden. Ein wenig Befriedigung werden Sie aber vielleicht doch finden, wenn ein Plan wie dieser aufgeht. Vera ist bis heute in Sicherheit, und wir genießen es ohne falsche Scham, diesem kriminellen Schweinehund von Exmann den Mittelfinger gezeigt zu haben.

Ganz gleich, wie quälend es für Sie ist, alle Brücken hinter sich abzubrechen und aus Ihrem bisherigen Leben abzutauchen, Sie finden hoffentlich genügend Abstand, um die kreative Finesse zu genießen, mit der Sie Ihren Verfolger durch ein Knäuel falscher Fährten schier zur Verzweiflung getrieben haben. Tatsächlich kann es richtig Spaß machen, seine Verfolger an der Nase herumzuführen, wie das Beispiel von Louie zeigt.

Louie

Als ich Louie kennenlernte, erinnerte er mich an eine pummelige, dauerfluchende Version des stets qualmenden Colonels aus der Fernsehserie *A-Team*. Er stammte aus Brooklyn und nuckelte an einer langen kubanischen Zigarre, als er in mein Büro kam. Er erzählte mir, dass er ein Vermögen mit dem Betrieb von Hotdog- und anderen Imbisswagen gemacht habe, sein widerlicher Sohn ihm aber nun sein Geld abspenstig machen wolle. Der Sohn war ein auf Schadenersatzklagen spezialisierter Winkeladvokat, der versuchte, die Vormundschaft über seinen Vater zu erlangen, um sich an dessen Hotdog-Dollars zu bereichern.

Louie war nicht gewillt, es so weit kommen zu lassen. Er war Witwer und etwas älteren Datums, aber alles andere als senil oder unfähig, sich um seine Angelegenheiten zu kümmern. Er wollte seinen Sohn loswerden und wusste, dass die beste Lösung wäre, einfach spurlos zu verschwinden: ab in die Karibik, wo er unter blauem Himmel sein Vermögen und ein kaltes Corona genießen konnte. Als Erstes suchte ich mir eine Escort-Dame in Miami und erklärte ihr, dass ich einen Kunden habe, der ihr eine Wohnung mieten und ihr alle Unterhaltskosten bezahlen wolle. Die Dame sagte nur allzu gern zu. Dann mietete ich in Louies Namen eine Wohnung in einem Gebäude mit einem Portier und bestellte für ihn einen Kabelfernsehanschluss, Strom, Wasser und einen Festnetzanschluss. Kurz darauf richtete sich die Escort-Dame dort häuslich ein.

Ein paar Wochen später entspannte sich Louie an einem karibischen Strand, während wir unsere Desinformationskampagne begannen. Ich ließ eine Servicemappe für den Umzug nach Miami an Louies alten Wohnort schicken, mit allen wichtigen Informationen, die ein Neubürger der Stadt benötigt. Bewusst hatten wir darauf verzichtet, einen Nachsendeantrag zu stellen. Wir wussten, dass der Sohn die Post des Vaters durchstöberte und in Miami nach ihm suchen würde.

Wir nahmen an, dass Louies Sohn einen Privatdetektiv anheuern würde. Ich wusste, dass meine Kollegen als Erstes die lokalen Versorgungsunternehmen kontaktieren würden. In kürzester Zeit konnte ein Privatdetektiv auf diese Weise Louies Adresse und Telefonnummer herausbekommen, unter einem schlichten Vorwand wie: »Hallo, mein Name ist Louie Hotdog. Es könnte sein, dass ich Ihnen noch Geld von meiner letzten Rechnung schulde. Könnten Sie wohl bitte kurz nachsehen?«

Der Detektiv würde diese Kontaktinformation an Louies Sohn weiterleiten, und wenn er die Nummer anriefe, würde Louies schroffe Stimme vom Band erklingen mit der Bitte, eine Nachricht zu hinterlassen. Natürlich würden seine Anrufe unbeantwortet bleiben, er würde schließlich die Geduld verlieren und einen Privatdetektiv in der Gegend beauftragen, die Wohnung aufzusuchen.

Und wissen Sie was? Unsere Vorhersagen trafen tatsächlich genau ins Schwarze. Der Sohn heuerte wirklich einen Schnüffler an, der sich vor dem Gebäude postierte und es überwachte. Er sah Louie nie kommen oder gehen. Schließlich ging er zum Portier und zückte ein Foto von Louie, aber der Portier erklärte, dass er diese Person noch nie im Gebäude gesehen habe. Er beharrte darauf, dass Louie dort nicht wohne.

Louie und ich vermuteten, dass der Privatdetektiv dem Portier ein paar Scheine zusteckte und auf diese Weise erfuhr, dass die Escort-Dame in Louies Wohnung lebte. Als der Detektiv sie befragte, war sie so freundlich, ihm zu verraten, dass Louie schlicht ein großzügiger Kunde war, der sie unterstützte, und gab ihm eine Kontaktnummer.

Es war die Nummer eines Anschlusses mitten in Florida. Als der Sohn dort anrief, klingelte es lange, dann hörte er seine eigene Stimme auf dem Anrufbeantworter. Wir hatten die Telefongesellschaft veranlasst, auf einem ländlichen Grundstück einen provisorischen Anschluss zu legen, und nutzten eine Anrufweiterleitung, die zum Festnetzanschluss des Sohnes führte. Jeder, der »Louies« Telefonnummer wählte, wurde so zum Haus des Sohnes auf Long Island umgeleitet.

Haken, Schnur und was für ein wuchtiges Senkblei! Der Sohn war bedient und gab die Suche auf.

Verwirrung zu stiften und falsche Fährten zu legen kann einem Verfolgten Genugtuung verschaffen. Aber aus dieser Geschichte kann man noch andere Lehren ziehen. Vielleicht sind Sie in einer völlig anderen Lage als Louie, aber wenn Sie so erfolgreich von der Bildfläche verschwinden wollen wie er, müssen Sie einige derselben Prinzipien befolgen:

Knausern Sie nicht. Was ist wichtiger, Ihr Geld oder der Schutz Ihrer Privatsphäre?

Louie war bereit, sich den ausgefeilten Plan zur Irreführung seines Sohnes einiges kosten zu lassen. Sie haben vielleicht kein Geld, um eine Wohnung zu mieten und eine Escort-Dame anzuheuern, aber unternehmen Sie, was immer Sie sich leisten können. Eröffnen Sie ein kleines Girokonto, und geben Sie die Servicekarte einer Freundin, die viel auf Reisen ist. Fliegen Sie in eine beliebige Stadt, um sich Wohnungen anzusehen, und treffen Sie sich mit Maklern, die dann Ihre Bonität überprüfen. Führen Sie ein paar Ferngespräche mit Banken und Arbeitgebern in einer anderen Stadt.

Seien Sie kreativ.

Louies Plan hatte Verve – an den Ihren sollten Sie mit ebensolchem Elan herangehen. Vielleicht möchten Sie eine falsche Spur nach London oder Berlin legen. Nehmen Sie sich viel Zeit, um sich die klügste Vorgehensweise zu überlegen, die ein Verfolger wählen könnte, um Sie aufzuspüren. Dann gehen Sie los und legen Ihre Fährten. Stellen Sie es sich wie ein kleines Performance-Kunstwerk vor, in das Sie einen nichts ahnenden Akteur hineinstolpern lassen.

Sie mögen Klatschgeschichten? Bestellen Sie *Die Bunte* als Abo zu einer Berliner Wohnung, die Sie zuvor sorgfältig ausgesucht haben. (Die Bewohner freuen sich vielleicht.) Sie sind Obstfanatiker? Bestellen Sie auf der Webseite meinObstkorb eine Kiste Früchte und lassen Sie diese an ein beliebiges Büro der Stadt liefern. Machen Sie eine Tour durch die Babelsberger Studios und schicken Sie die Fotos an Ihre alte Adresse. Besuchen Sie das BMW-Motorradwerk und tragen Sie sich ins Gästebuch ein. Je härter ein Personenfahnder für einen Hinweis auf Ihren Aufenthaltsort arbeiten muss, desto überzeugter wird er sein, sich auf der richtigen Fährte zu befinden. Verfolger, die solche Hinweise entdecken, aalen sich im Bewusstsein ihrer eigenen Schläue.

Die Rufweiterleitung ist Ihr bester Helfer.

Mit nichts lässt sich ein Gespinst von Täuschungen schneller erzeugen als mit einem Labyrinth von Telefonnummern – und falls es ein Verfolger schafft, sich durch das Gewirr zu kämpfen, gibt es keine bessere Methode, um ihm zuzurufen: »Lass mich, verdammt noch mal, in Ruhe!« Louies »Kontaktnummer« führte zum Anrufbeantworter des Sohnes – ein klares Signal an den Sohn und seinen Privatdetektiv, dass wir die Oberhand hatten. Eine andere Person hätte vielleicht die Anrufe eines Verfolgers an ein Frauenhaus oder eine Polizeiwache weitergeleitet. Das wird jeden Kriminellen, dem seine Freiheit lieb ist, vor der Jagd auf Sie abschrecken.

Die Rufweiterleitung ist ein großartiges Werkzeug, und wenn Sie Ihre Täuschungsmanöver abschließen und sich bereit machen zum Abtauchen, werden Ihnen eine Menge weiterer Mittel beim spurlosen Verschwinden behilflich sein. Bevor wir uns also Phase drei des Untertauchens zuwenden – dem Neuanfang –, möchte ich Sie bis an die Zähne mit allem bewaffnen, was Sie für einen sauberen Abflug benötigen.

8 Ihr Arsenal für einen sauberen Neuanfang

Herzlichen Glückwunsch, Sie sind fast bereit für den Augenblick, in dem sich all Ihre harte Arbeit auszahlen wird: für den Tag des Abtauchens. Jetzt, wo Sie Ihre Spur verborgen und Ihre Verfolger auf eine aussichtslose Jagd geschickt haben, ist es an der Zeit, sich mit allem zu rüsten, was Sie brauchen, um sich ein neues Leben aufzubauen. Richtig verwendet, werden diese schlichten Werkzeuge Ihnen zu einem erfolgreichen Neuanfang verhelfen: einem neuen, privaten Leben an einem Ort Ihrer Wahl.

Folgendes benötigen Sie:

Prepaid-Kreditkarten

Besorgen Sie sich *noch heute* einige Guthabenkreditkarten. Sie sind Ihre neuen besten Freunde. Benutzen Sie Prepaid-Kreditkarten, Geschenkkarten oder Bargeld, um alles andere in diesem Kapitel zu kaufen. Wenn Sie es ernst meinen mit dem Verschwinden, stellen Sie die Nutzung Ihrer anderen Kreditkarten sofort ein. An Kreditkartenabrechnungen kommt man einfach zu leicht heran.

Wenn Sie verheiratet sind und sich scheiden lassen wollen und Ihren Ehepartner nicht wissen lassen möchten, dass Sie Geld für den großen Schritt beiseitelegen, benutzen Sie Bargeld, um in lokalen Geschäften Guthaben- und Geschenkkarten zu kaufen. Eine Menge Geschäfte bieten heute Geschenk-

karten an, und das Beste an ihnen ist, dass keiner der damit getätigten Käufe auf Ihrer Kreditkartenabrechnung auftaucht. Deponieren Sie all Ihre Prepaid-Karten in Ihrem Hauptpostfach (siehe unten den Abschnitt »Wie man Mietbriefkästen benutzt«).

Prepaid-Telefonkarten und Calling Cards

Sagen Sie Ihrem alten Handy Adieu. Es ist eine Ihrer verwundbarsten Stellen, wie ich hoffentlich in den vorangegangenen Kapiteln ausreichend klargemacht habe. Werfen Sie es nicht einfach weg – zertreten Sie es in so viele Einzelteile wie möglich und entsorgen Sie es in verschiedenen öffentlichen Mülleimern.

Da man Telefongesellschaften so leicht Informationen abluchsen kann, ist es entscheidend, dass Sie ab jetzt mit Guthaben-SIM-Karten telefonieren, die in fast jedem Supermarkt zu haben sind. Sie werden Sie häufig wechseln müssen – sehr häufig, wenn Sie viel telefonieren.

Werden Sie in dieser Sache nicht nachlässig oder knauserig, und versuchen Sie so wenige persönliche Daten wie möglich preiszugeben, wenn Sie die Karte registrieren. Buchstabieren Sie »aus Versehen« Ihren Namen falsch, geben Sie eine fehlerhafte Adresse an. Zahlen Sie mit einer Prepaid-Kreditkarte oder in bar. Wenn das Guthaben aufgebraucht ist, laden Sie es nicht online auf, sondern kaufen Sie – wieder in bar – eine neue Guthaben-SIM-Karte.

Prepaid-Telefonkarten sind kein narrensicheres Kommunikationsmittel. Sie sind sicherer als Vertragshandys und Festnetzanschlüsse, aber nicht hundertprozentig sicher. Das Einzige, was sich an ihnen nicht zurückverfolgen lässt, ist Ihr Name, vorausgesetzt natürlich, dass Sie ihn falsch geschrieben haben (und das haben Sie doch wohl, oder?). Alles andere, einschließlich der Anrufe, die Sie damit tätigen, und des Bereichs, in dem Sie sich zu dem Zeitpunkt befinden, lässt sich nachverfolgen.

Meine Partnerin Eileen arbeitete an einem Mordfall, in dem der Angeklagte angab, er habe sein Guthabenhandy zur Tatzeit in einer Gegend weit entfernt vom Tatort benutzt. Einer seiner Verteidiger erzwang daraufhin die Herausgabe der Ortungsdaten der Telefongesellschaft, damit Eileen sie auswerten konnte. Zu unserer Überraschung zeigten uns die Daten der Funkmaste, in welcher Geschwindigkeit und Richtung sich der Mann bewegt hatte. Diese Information kam nicht von der Satellitenortung (GPS), sondern von den Mobilfunkmasten. Wenn Sie die Satellitenortung bei Ihrem Gerät ausschalten, können Sie also trotzdem geortet werden.

Bevor Sie aber nun in Panik verfallen, kann ich Ihnen versichern, dass es *sehr* schwer wäre, ein Prepaid-Handy auf Grundlage dieser Art von Ortungsdaten zu verfolgen. Ich bezweifle, dass normale Kundendienstmitarbeiter der Telefongesellschaften Zugang zu solchen Daten haben. Ohne gerichtlich angeordnete Herausgabe bin ich nicht sicher, ob ein Schnüffler eine Chance hätte, an so etwas heranzukommen. Allerdings bin ich auch überzeugt, dass man sich letztlich jede Information verschaffen kann, wenn der Preis stimmt, seien Sie also vorsichtig.

Guthabenkarten, um mit der Familie in Kontakt zu bleiben

Nehmen wir an, dass die einzigen Menschen, mit denen Sie in Kontakt bleiben möchten, nachdem Sie untergetaucht sind, Ihre Mutter und Ihre Schwester sind. Vielleicht haben Sie einen geisteskranken, gewalttätigen Exmann mit einem Berg von Geld, besten Kontakten in der Welt der Schnüffler und der Entschlossenheit, Sie aufzuspüren. Sie müssen mit Vorsicht zu Werke gehen, wenn Sie Anrufe tätigen, damit der brutale Mistkerl Sie nicht ausfindig macht und in Stücke haut.

Kaufen Sie eine Prepaid-Telefonkarte und notieren Sie sich die Nummer. Das dazugehörende Mobiltelefon nennen wir das

Schredderhandy. Laden Sie es mit ein paar Tausend Gesprächsminuten auf, die Sie in bar bezahlen. Bitten Sie auch Ihre Mutter, sich ein Guthabenhandy zuzulegen. Auf diese Weise müssen Sie nicht ihre Festnetznummer oder ihr Vertragshandy anrufen. Um Sie aufzuspüren, müsste Ihr Stalker einen Anruf von einem Prepaid-Handy zu einem anderen Prepaid-Handy abfangen, und dafür brauchte er schon eine Ausrüstung, wie sie nur Abhörspezialisten großer Geheimdienste besitzen.

Achten Sie darauf, dass Sie zu Ihrem Schredderhandy eine Gebrauchsanweisung dazubekommen. Unternehmen Sie dann eine lange Fahrt, schauen Sie in der Bedienungsanleitung nach, wie Sie auf dem Gerät eine Rufweiterleitung einrichten (»Umleiten, wenn nicht erreichbar«), und lenken Sie eingehende Anrufe auf das Handy Ihrer Mutter um.

Jetzt nehmen Sie den Akku und die SIM-Karte heraus und trampeln mit aller Kraft auf dem Telefon herum! Nachdem Sie die Überreste entsorgt haben (nicht alles in *eine* Tonne), fahren Sie zu einem anderen Elektrogeschäft, kaufen ein weiteres Schredderhandy mit einer neuen SIM-Karte und wiederholen das angegebene Prozedere, wobei Sie die eingehenden Anrufe dieses Mal auf das Prepaid-Handy Ihrer Schwester weiterleiten.

Nun müssen Sie in einem dritten – vorzugsweise weit entfernten – Elektroladen ein drittes Mobiltelefon mit wiederum einer frischen Guthaben-SIM-Karte kaufen. Mit diesem rufen Sie die Nummer des Schredderhandys Ihrer Mutter oder Ihrer Schwester an, je nachdem, mit wem Sie sprechen möchten. Sobald sie den Anruf annimmt, können Sie plaudern.

Wenn Sie mit dem frischen Handy durch sind, löschen Sie die Anrufliste – bei den meisten schlichten Mobiltelefonen ganz einfach über das »Optionen«-Menü –, deaktivieren die PIN-Sperre und »verlieren« es auf der Straße. Nehmen Sie aber vorher noch die SIM-Karte heraus und lassen Sie diese an einem anderen Ort neben einem Münztelefon liegen.

Vergessen Sie nicht …
Wenn Sie einen Anruf aus Ihrer Anrufliste löschen, verschwindet er aus Ihrem Handy, aber nicht aus den Anruflisten und Verbindungsdaten der Telefongesellschaft. Deshalb ist es so wichtig, häufig Ihre Telefone zu wechseln: Da draußen existieren immer noch Ihre Telefondaten, und ein Verfolger könnte sie aufspüren.

Irgendwann wird jemand das weggeworfene Handy auf der Straße bemerken, es aufheben und benutzen. Jemand anders wird die SIM-Karte entdecken, sie ausprobieren und damit Anrufe tätigen. Sollte der Anruf bei Ihrer Mutter entdeckt werden, wird er zuerst bei deren gebührenfreier Nummer registriert und dann zum Schredderhandy zurückverfolgt. Vom Schredderhandy aus müsste ein Kopfgeldjäger die dort eingegangenen Anrufe ermitteln und würde auf das von Ihnen zum Telefonieren benutzte Mobiltelefon stoßen, das nun jedoch von jemand anderem benutzt wird, der damit durch die Gegend zieht. Das ist eine enorme Ablenkung.

Es ist denkbar, dass jemand, der die Nummer Ihres Schredderhandys entdeckt, dessen Rufweiterleitung deaktiviert, aber das macht nichts – beginnen Sie das Prozedere einfach von vorn.

Wenn Sie all das tun, ist Ihre Kommunikation dann absolut sicher? Nein. Aber Sie haben Schutzebenen in sie eingezogenen, daher wird es einem Personenfahnder oder Stalker höchstwahrscheinlich nicht gelingen, Sie aufzuspüren. Jedes Mal, wenn Sie ein anderes Mobiltelefon kaufen und es mit einer Prepaid-SIM-Karte eines anderen Anbieters bestücken, wird Ihr Verfolger wieder Zeit und Geld aufwenden müssen, um unter einem Vorwand irgendwie an Ihre Telefondaten zu gelangen.

Manch einer mag sich fragen, ob das auch für die Strafverfolgungsbehörden gilt. Natürlich können Polizei und Geheimdienste eine solche Struktur durchdringen. Sie besitzen die nötige Technologie dafür und haben gerichtlich genehmigte Zugriffsrechte auf die Daten. Deshalb werden Sie das Gesetz lieber nicht brechen wollen.

Der Depp

Vor ein paar Jahren las ich einen Artikel über einen Mann namens Matthew Alan Sheppard, der versucht hatte, seinen Tod vorzutäuschen, indem er in einem Fluss »ertrank« und sich dann nach Mexiko schlich. Er bediente sich einer hier von mir geschilderten Methode: Er ließ sein Blackberry an einer Tankstelle liegen, damit jemand, der argwöhnte, dass er noch am Leben sei, die Anrufliste des Mobilgeräts analysierte und ihr direkt zu irgendeiner wildfremden Person folgte, die das Handy gefunden und behalten hatte. Aber so leicht funktioniert das nicht, wenn das Handy auf Ihren Namen registriert ist.

Tatsächlich schnappte sich ein Obdachloser das Smartphone des »Ertrunkenen«, benutzte es ein paarmal und warf es weg. Einer Eingebung folgend, sah sich ein Ermittler die Anrufliste an, entdeckte Textnachrichten, die verschickt worden waren, nachdem Sheppard angeblich ertrunken war, und war sofort überzeugt, dass er derjenige gewesen sein musste, der sie verschickt hatte. Die Jagd begann, Sheppard wurde gefasst und musste ins Gefängnis.

Virtuelle Telefonnummern

Falls Ihnen dieses ganze Kuddelmuddel mit Prepaid-Telefonen zu anstrengend klingt, können Sie sich gegen Gebühr eine virtuelle Rufnummer zulegen, die keinen physischen Ort hat. Sie können zum Beispiel eine Telefonnummer von Globalnumbers oder Ventengo beziehen (www.globalnumbers.de; www.ventengo.de) und bei diesen Anbietern auch Faxe erhalten.

Diese Nummern sind ein wirklich großartiges Werkzeug: Sie können Sie im Internet einrichten, und das im Nu. Sie sind auch nicht teuer. Bei Globalnumbers kostet eine Rufnummer aktuell neun Euro im Monat – und Sie können für jedes Land der Welt eine Telefonnummer erwerben. Möchten Sie jemand überzeugen, dass Sie in Paris sind? Kein Problem: Kaufen Sie sich einfach eine lokale Pariser Telefonnummer und lassen Sie diese zur Irreführung an Ihren Verfolger durchsickern. Sie benötigen einen sicheren Weg, auf dem Ihre Familie Sie anrufen kann, ohne sich über Ihre Sicherheit oder hohe Ferngesprächsgebühren sorgen zu müssen? Kaufen Sie eine Telefonnummer in Ihrer Nähe, über die keine Ferngesprächsgebühren anfallen. Die Möglichkeiten sind grenzenlos.

Mietbriefkästen

Wenn Sie nicht möchten, dass jemand weiß, wo Sie wohnen oder wohin Sie reisen, brauchen Sie einen anonymen Ort, an den Sie sich Ihre Post schicken lassen können. Tatsächlich benötigen Sie mehrere davon. Wie bei Prepaid-Telefonkarten ist es am besten, ein System mit mehreren Briefkästen anzulegen, damit ein Stalker auf Ihrer Spur das Durcheinander nicht entwirren kann, falls ihm Hinweise darauf in die Hände fallen.

Gehen Sie zu einem privaten Dienstleister wie Deine-Postadresse.de oder Briefkastenvermietung.de und mieten Sie dort eine Postadresse. Sie müssen sich ausweisen, das geht in Ordnung, denn dies ist nur die erste von mehreren Briefkastenadressen, die Sie mieten werden, bis es für einen Verfolger immer vertrackter wird, an Sie heranzukommen. Wir werden diesen Briefkasten den Hauptbriefkasten nennen.

Wenn Sie einen Briefkasten mieten, zahlen Sie im Voraus mit Prepaid-Karte, am besten gleich für ein Jahr. Erklären Sie dem Vermieter, dass Sie viel auf Reisen sind und sich Ihre Post an verschiedene Orte nachsenden lassen möchten. Hinterlassen Sie, falls nötig, einen ausreichenden, möglichst hohen Betrag für die Nachsendekosten.

Tipp: Nutzen Sie lieber kein Postfach der Post

Wenn Sie schon einmal ein Postfach bei der Post hatten, sollten Sie es auf jeden Fall vermeiden, ein neues zu mieten, weil sich Ihre alte Postfachadresse möglicherweise noch irgendwo finden lässt und Ihr Verfolger so einen Anhaltspunkt erhielte, da in den meisten Fällen ein Postamt gewählt wird, das nicht weit von der tatsächlichen Wohnadresse entfernt liegt. Auf keinen Fall sollte es daher im selben Postamt sein, denn ein findiger Schnüffler könnte von hier aus mit Ihrem Namen oder einer anderen Personenkennung die Telefonanbieter, Versorger oder Kabel-TV-Unternehmen, die in der Umgebung ihre Dienste anbieten, nach aktuellen oder alten Kundenkonten von Ihnen abklappern.

In meinen zwanzig Jahren als Personenfahnder habe ich fast jeden erwischt, der sich hinter einem Postfach zu verstecken versuchte, aber niemanden, der eine private Briefkastenvermietung in Anspruch genommen hatte.

Wenn Sie kurz davorstehen, die Stadt, die Region oder gleich das ganze Land zu verlassen, nutzen Sie am besten diesen Hauptbriefkasten, um Dokumente, Ihr Prepaid-Handy, Ihre Prepaid-Kreditkarte, Ihren neuen Mietvertrag und die Bankauszüge Ihres neuen Kontos sicher aufzubewahren. Schicken Sie, was immer Sie kaufen und bei Ihrem Verschwinden benutzen möchten, hierher. Verwenden Sie dazu erfundene Absenderadressen aus aller Welt. Machen Sie sich keine Sorgen, dass die Briefmarken Sie verraten werden, wenn Sie solche ausländischen Scheinadressen angeben. Es wird niemandem auffallen. Frankieren Sie Ihre Sendungen aber unbedingt ausreichend!

Jetzt suchen Sie in einem Internetcafé online nach einem weiteren Briefkastenvermieter. Melden Sie sich hier unter einer E-Mail-Adresse an, die Sie nur zu diesem Zweck eingerichtet haben – Sie sollten für jeden Mietbriefkasten eine eigene E-Mail-Adresse haben. Wir nennen diesen neuen Briefkasten die Burnbox.

Wenn Sie eine geeignete Burnbox gefunden haben, kaufen Sie eine weitere Prepaid-Kreditkarte, laden sie ausreichend auf und zahlen für die Burnbox einige Monate im Voraus (wie lange genau, hängt davon ab, wie viel Post Sie noch erwarten, bevor Sie umziehen). Nutzen Sie getrennte Prepaid-Kreditkarten für jeden Briefkasten, den Sie mieten. Falls noch Guthaben auf der Karte übrig ist, nachdem Sie die Burnbox bezahlt haben, schlage ich vor, dass Sie sie in einem Einkaufszentrum, in einem Bus oder einem Laden verlieren und irgendeinem unbekannten Finder überlassen, der sie andernorts benutzt und auf diese Weise eine falsche Spur erzeugt. Ich würde Ihnen auch raten, Ihre Fingerabdrücke abzuwischen … aber ich weiß natürlich, dass Sie keine Gesetze brechen.

Wenn Sie den Mietvertrag für den Briefkasten ausfüllen, werden Sie vielleicht um eine Telefonnummer gebeten. Geben Sie eine virtuelle Rufnummer von Globalnumbers oder einem anderen Anbieter an, wenn Sie können. Als E-Mail-Adresse nennen Sie die speziell für die Burnbox angelegte Adresse.

Bewahren Sie Überlebenswichtiges sicher auf

- Gehen Sie ins Netz – aber *nicht* über Ihren Internetanschluss daheim – und posten Sie Informationen über Ihren Wohnort in einem Forum, auf einer Kleinanzeigenseite oder in einem Blog, den Sie eben über einen freien, anonymen Blogdienst eingerichtet haben. Posten oder bloggen Sie mit einer eigens dafür angelegten E-Mail-Adresse.
- Sichern Sie Informationen, indem Sie sie online stellen, in einer Weise, die zwar die Details verschleiert, aber für Sie wiedererkennbar ist. Wenn Sie zum Beispiel einen Briefkasten in der Gefälschten Straße 6, 20357 Hamburg haben, könnten Sie auf einer kostenlosen Kleinanzeigenseite eine Anzeige schalten wie »Damenschuhe, Gefälschte Marke, Größe 6, abzugeben für 20 Euro (NP 35,70 Euro), verschickt aus Hamburg«.
- Benutzen Sie mehrere Webseiten und mehrere E-Mail-Adressen, um

Ihre Informationen zu speichern. Sie können nie zu viel Vorsicht walten lassen! Aber das Internet ist so gewaltig, dass es Ihnen leichtfallen wird, darin Ihre Geheimnisse ganz offen zu verstecken.

- Denken Sie daran: Vermerken Sie die Orte, wo Sie Informationen gebunkert haben, in einem Notizbuch, das Sie stets bei sich führen.

Wenn Sie den Mietvertrag für die Burnbox ausfüllen, geben Sie die Adresse Ihres Hauptbriefkastens an; schreiben Sie krakelig und bauen Sie vielleicht noch einen Fehler ein. Lassen Sie eine Eins wie eine Sieben aussehen und eine Vier wie eine Acht, sodass ein Verfolger, dem es gelingt, Ihnen so nahe auf die Pelle zu rücken, verwirrt wird.

Bewahren Sie alle Informationen zu diesem Briefkasten und allen anderen Briefkästen sorgsam auf, aber speichern Sie die Daten nicht auf der Festplatte eines Computers.

Jetzt ist es an der Zeit, zwei weitere Briefkästen an zwei anderen Orten zu mieten – Orte, die so weit voneinander entfernt liegen, wie Sie nur irgend fahren können. Wir werden Sie die Safebox und die Bluffbox nennen. Sie haben jetzt vier Briefkästen: den Hauptbriefkasten, die Burnbox, die Safebox und die Bluffbox. Warum Sie all diese Briefkästen benötigen, wird im nächsten Abschnitt deutlich.

Wie man Mietbriefkästen benutzt

Bei der Vorbereitung Ihres Abtauchens werden Sie eine Menge Material zusammentragen, darunter Verträge, Ratgeber und Reiseführer, Formulare und Papiere für eine anonyme Firma, die Sie unter Umständen gründen möchten (ich erkläre es weiter unten in diesem Kapitel). Die Dokumente, die Sie erhalten, werden in zwei Kategorien fallen: solche, die Sie von dem Ort benötigen, an den Sie ziehen möchten, und solche, die Sie einem Verfolger hinterlassen können, da sie von Orten stammen, wo Sie falsche Fährten gelegt haben (Info-Material zu Immobilien, Bankauszüge etc.)

Sie müssen diese beiden Kategorien auseinanderhalten; wenn Sie sie an den Hauptbriefkasten schicken, benutzen Sie für sie also einen je spezifischen falschen Absender. Sie könnten zum Beispiel bei allen benötigten Dokumenten einen Absender aus Köln angeben, bei allen täuschenden einen Absender aus Borgo Cerreto, Italien.

Wenn es an der Zeit ist, sich aus dem Staub zu machen, können Sie die Dokumente, die Sie benötigen, sicher abrufen, indem Sie die Firma kontaktieren, bei der Sie Ihren Hauptbriefkasten eingerichtet haben, und ihr Anweisungen geben:

1. Lassen Sie sich Ihre Post mit dem Köln-Absender per Express zu Ihrer Bluffbox schicken.
2. Ihre Post mit Borgo-Cerreto-Absender ist Ihr Müllpaket, lassen Sie es also mit der regulären Post ebenfalls zur Bluffbox schicken.
3. Während Sie auf diese Pakete warten, machen Sie das Gewirr undurchdringlich, auf das ein Verfolger stößt, dem es gelingt, sich Einblick in Ihren Hauptbriefkasten zu verschaffen: Füllen Sie ihn mit so vielen Immobilienbroschüren, Versorgerverträgen und Servicemappen für Neubürger wie möglich – unter Angabe Ihrer Bluffbox als Absenderadresse. Je mehr irreführende Informationen, desto besser! Sie möchten sicherstellen, dass ein Fahnder nicht weiß, ob irgendetwas, das bei Ihrem Hauptbriefkasten eingeht oder von diesem aus versandt wird, eine glaubwürdige Spur ist.
4. Sobald Ihr Köln-Material in Ihrer Bluffbox eintrifft, weisen Sie den Anbieter der Bluffbox an, es zur Burnbox zu schicken, dann lassen Sie es von der Burnbox weiter zur Safebox versenden. Kündigen Sie sodann die Burnbox.
5. Sobald das Borgo-Cerreto-Material in der Bluffbox eintrifft, können Sie es vernichten. Dann lassen Sie den Bluffbox-Vertrag auslaufen.

Wie erwähnt, hatte ich nie Glück damit, Informationen von einem privaten Mietbriefkasten abzuschöpfen. Aber das heißt nicht, dass es niemandem gelingen wird. Sie können es schlicht nicht wissen, daher empfehle ich Ihnen, sich ans Protokoll zu halten. Betrachten Sie es als einen weiteren Schritt in Ihrer Desinformationskampagne: Er wird Ihre Verfolger verwirren und frustrieren – ich wette, das Verwirrspiel hat auch Sie gerade ein bisschen durcheinandergebracht.

Firmen

Ich lege Ihnen wärmstens ans Herz, ein Unternehmen zu gründen und Ihren Mietvertrag, Ihren Autokredit, Ihre Stromrechnungen und was immer sonst rechtlich erlaubt ist, über die Firma laufen zu lassen. Wenn jemand hinter Ihnen her ist und Ihr Haus und Ihre Verträge auf den Firmennamen Abtauchen & Co. GbR laufen, wird es ihm ziemlich schwerfallen, daraus eine Verbindung zu Ihnen herzustellen.

Ich könnte spezifische Ratschläge zu dem Land geben, in dem Sie Ihre Firma gründen sollten, aber die Bedürfnisse sind unterschiedlich und Gesetze ändern sich schnell. Statt Informationen, die in einem halben Jahr sowieso veraltet sind, werde ich Ihnen einige Schlüsselwörter für die Recherche auflisten, die Ihnen bei der Firmengründung weiterhelfen können:

- Anonyme Firma
- Mantelgesellschaft
- Briefkastenfirma
- Delaware-Gesellschaft
- Offshore-Firma
- Nevada-Gesellschaft
- International Business Corporation (IBC)

Recherchieren Sie diese Begriffe im Netz, und finden Sie heraus, welcher Firmentypus für Sie der richtige ist. Ob Sie in Deutschland eine Firma gründen möchten, in Delaware oder Guatemala, hängt davon ab, ob Sie beabsichtigen, das Land zu verlassen, und wo Sie später leben möchten.

In jedem Fall müssen Sie, wie beschrieben, vorher Ihr Briefkastensystem installieren. Auf diese Weise besitzen Sie eine sichere Adresse, wohin Sie sich die Papiere zur Firmengründung schicken lassen können, und Sie müssen sich keine Sorgen machen, dass Ihre Pläne entdeckt werden, weil jemand in Ihr Haus einbricht oder Ihren Computer hackt.

Eine Firmengründung ist nicht so teuer, wie Sie denken. Sie können ein Unternehmen mit ein paar Hundert Euro starten, zum Beispiel auf der Webseite von SFM-Offshore – etwa in Lettland, auf der Karibikinsel St. Vincent, in Delaware, auf den Seychellen, in Belize und an zahlreichen anderen Orten.

Computer, E-Mails und E-Mail-Adressen

Wenn möglich, kaufen Sie sich einen neuen Computer. Benutzen Sie Ihren alten und Ihr heimisches Internet für unwichtige, ungesicherte Aufgaben, sodass jeder, der Ihre IP-Adresse entdeckt oder sich in Ihre Festplatte hackt, glaubt, dass er Ihnen auf die Spur gekommen ist, aber keine echten Hinweise erhält. Warum nicht ein bisschen Irreführung betreiben, wenn Sie schon dabei sind? Suchen Sie ein paar zufällig ausgewählte exotische Orte und Apartment-Anlagen von Ihrem heimischen Internetanschluss aus und schaffen Sie so weitere teure und zeitaufwendige Sackgassen, in die Sie Ihren Verfolger laufen lassen.

Wenn Sie sich einen neuen Computer kaufen, benutzen Sie ihn nie, um von zu Hause aus ins Internet zu gehen. Fahren Sie ein paar Kilometer von Ihrem Haus entfernt zu einem ungesicherten, freien, öffentlichen Internetzugang (Berlin, München, Hamburg und andere Städte sind mittlerweile mit Gratis-

WLAN-Punkten übersät). Tun Sie dies selbst dann, wenn Sie auf irgendeiner albernen Seite Katzenvideos schauen. Der Punkt ist, dass Sie nicht möchten, dass Ihr Name mit dieser IP-Adresse in Verbindung gebracht wird, damit Sie diese später nutzen können, um Ihre Nummern bei Globalnumbers und Ihre Mietbriefkästen zu verwalten.

Wenn Sie sich keinen neuen Computer leisten können, nutzen Sie ein Internetcafé, um Ihre Internetaufgaben zu erledigen. Drucken Sie *niemals* etwas aus, wenn Sie in einem Café sind, da die Drucker von Internetcafés protokollieren, was Sie drucken und wann. Denken Sie daran, dass an solchen Orten heute oft Videokameras installiert sind. Auch wurden schon viele Leute bestohlen, nachdem sie einen öffentlichen Computer benutzt hatten, da sie nicht ahnten, dass ein Krimineller darauf Spionagesoftware installiert hatte, um die Tastatureingaben anderer Nutzer aufzuzeichnen und ihre Anmeldedaten und Passwörter zu stehlen.

Apropos Umgang mit dem Computer: Sie haben vielleicht bemerkt, dass ich gern mit vielen verschiedenen E-Mail-Adressen arbeite. Je mehr anonyme Freemail-, Web.de-, Gmail- und Yahoo-Adressen Sie für Ihre Geschäfte nutzen, desto sicherer sind Sie. Es muss nicht eigens betont werden, dass Sie bei der Namensgebung keine Hinweise auf Ihre Identität geben sollten, etwa »HarleyFan15«, wenn Sie Motorräder lieben. Noch besser: Sie besorgen sich eine E-Mail-Adresse, die man bei Ihnen nicht vermuten würde, zum Beispiel eine portugiesische oder litauische, wenn Sie Deutscher sind. (Und wie bei allem anderen, was Sie unternehmen, um sich ein neues Leben aufzubauen, sollten Sie alle persönlichen Informationen in einem Notizbuch festhalten: E-Mail-Adressen, Mietbriefkästen, Handynummern, Sonderkonten usw.; allzu leicht verlieren Sie sonst den Überblick.)

Ich bin kein IT-Experte, aber ich weiß, dass man besser auf der sicheren Seite bleibt. Sie müssen sich keine Sorgen machen, dass jemand über eine ungesicherte WLAN-Verbindung Ihre

Kreditkartennummer oder andere persönliche Daten abfängt, wenn Sie solche Daten niemals online weitergeben, und genau dazu rate ich Ihnen. Aber wenn Sie sich dennoch unsicher fühlen, greifen Sie zu einem der guten Ratgeber über Internetsicherheit, die aktuell auf dem Markt sind (in einem Schmöker-Café natürlich, oder nachdem Sie das Buch bar bezahlt haben).

Bücher und Buchläden

Erinnern Sie sich daran, wie ich auf die Idee kam, anderen beim Untertauchen zu helfen? Ich beobachtete einen Burschen in einer Buchhandlung, der das Buch *How to Be Invisible* von J. J. Luna, Reiseführer über Costa Rica und Bücher über Steuerparadiese kaufte ... mit seiner Kreditkarte. Wie erwähnt, ein schlimmer Anfängerfehler: Je mehr Sie sich aus Büchern darüber anlesen, wie man verschwindet, desto besser, aber *zahlen Sie nie mit Ihrer Kreditkarte.*

Es ist am besten, wenn Sie für Bücher überhaupt nicht bezahlen. Nein, ich empfehle Ihnen nicht, sie zu klauen, sondern nur, dass Sie den Buchladen wie eine Bibliothek nutzen. Denken Sie daran, dass es angesichts des immer stärker um sich greifenden Einsatzes von Kameras beinahe unmöglich ist, etwas in einem Laden zu kaufen, ohne gefilmt zu werden. Am sichersten sind Sie also, wenn Sie sich mit einem großen Stapel Bücher und einem Notizbuch in die Leseecke oder ins Café der Buchhandlung setzen. Spülen Sie die Notizen, die Sie nicht mehr benötigen, durch die Toilette und schicken Sie die übrigen an Ihren Hauptbriefkasten.

Falls Sie eine Kundenkarte bei einem Buchladen haben oder einem Buchklub angehören, einen Bibliotheksausweis besitzen oder Mitglied einer anderen Institution sind, die registriert, welche Bücher Sie gekauft beziehungsweise ausgeliehen haben, müssen Sie bei dem betreffenden Kundenkonto falsche Informationen streuen. Benutzen Sie eine Internetpersonensuche, um jemanden mit Ihrem Vornamen zu finden, teilen Sie dem Buchladen telefonisch mit, dass Sie umgezogen sind, und geben Sie die Adresse dieser Person an. Falls niemand Ihren Namen trägt, suchen Sie einen ähnlichen Vornamen (eine Berta, falls Sie Gerda heißen), rufen Sie den Buchladen an und erklären Sie, dass er Ihren Namen falsch erfasst hat und dass Sie umgezogen sind.

Wenn Ihre Kreditkarte mit dem Konto verknüpft ist, rufen Sie an und lassen die Daten entfernen. Löschen Sie alle gespeicherten Kreditkarten und Adressen aus Ihren Konten bei Online-Einzelhändlern wie Amazon und Antiquariat.de.

Es ist wichtig, dass Sie genau ermitteln, welche Informationen Buchläden über Sie haben: Ihre Rufnummer, E-Mail-Adresse etc. Sorgen Sie dafür, dass Ihre Daten dort geändert werden, und rufen Sie zurück, um zu überprüfen, ob auch wirklich alle älteren Informationen spurlos gelöscht wurden. Wenn Sie genug Zeit haben und ganz auf Nummer sicher gehen wollen, kontrollieren Sie es ein drittes Mal.

Franks weiser Rat

Wenn Sie Daten zweimal ändern, ist das prima, tun Sie es aber dreimal, winkt Ihnen die völlige Freiheit.

Falls dort Ihre E-Mail-Adresse gespeichert ist, sorgen Sie dafür, dass auch sie geändert wird. Aber geben Sie keine falsche Adresse an, sondern eine neue, die Sie nur zu diesem Zweck eingerichtet haben. (Warum? Falls eine E-Mail in einem Firmensystem als unzustellbar zurückkommt, wird sie aus dem System gelöscht, das dann sehr wahrscheinlich Ihre ursprüngliche E-Mail-Adresse wiederherstellen wird.)

Leseliste

Ich empfehle Ihnen nur ein anderes Buch über den Schutz Ihrer Privatsphäre, und das gibt es leider nur auf Englisch: J. J. Lunas *How to Be Invisible*. Suchen Sie, abhängig davon, wohin Sie gehen wollen und was Sie zu tun gedenken, die neuesten Ratgeber zu Offshore-Banken und Reiseführer über den Ort, an dem Sie leben möchten. Mischen Sie auch eine Reihe völlig irrelevanter Ratgeber und Reiseführer darunter, und schauen Sie sich nach Kameras um, bevor Sie sich hinsetzen. Sie wissen nie, wer zuschaut.

Andere Hilfsmittel, die Sie brauchen könnten

Schließlich hängt das, was Sie für ein erfolgreiches Leben unterhalb des Radars benötigen, davon ab, wo Sie wohnen, was Sie tun und womit Sie Ihren Lebensunterhalt bestreiten möchten. Alle Untergetauchten werden Handys mit Prepaid-SIM-Karten brauchen, manchen werden auch die folgenden Hilfsmittel zupasskommen:

- Mit sogenannten Spoof-Karten, Spoofing-Diensten und -Apps lässt sich die Anruferkennung ändern. Es gibt entsprechende Karten, aber vor allem auch Apps für Android und iOS. Übermittelte Rufnummern dürfen in Deutschland laut Gesetz nicht verändert werden. (Wer sich von einem rachsüchtigen Verrückten, einem gewalttätigen Ehemann oder einem Stalker an Leib und Leben bedroht fühlt, wird sich darüber aber vielleicht hinwegsetzen wollen.)
- Alibi-Agenturen bieten falsche Alibis von Reisegesellschaften, Hotels, Seminaren und »Arbeitgebern« und auch rettende Anrufe bei verunglückten Verabredungen an. Im Internet werden Sie unter diesem Suchbegriff Dutzende von Dienstleistern finden.

- Die diskrete Mailbox-Durchwahl. Mit einer je nach Mobilfunknetz anderen zweistelligen Nummer können Sie direkt die Mailbox eines anderen anwählen und Nachrichten dort hinterlassen, ohne dass dessen Telefon klingelt. Wählen Sie nach der Mobilfunkvorwahl zum Beispiel bei T-Mobile Kennziffer 13, bei Vodafone-Netzen die 50, bei E-Plus die 99 und bei O_2 die 33.

Nicht empfehlenswert: Tarnung mit falschen Pässen

Bei der Vorbereitung auf Ihr Untertauchen stoßen Sie vielleicht auf Webseiten, die »camouflage passports« anbieten, falsche Pässe zur Tarnung. Ihre Hersteller preisen sie als »Schutz für sicherheitsbewusste Reisende im Ausland« an, aber häufig benutzen Leute sie, um ihre Identität zu verbergen, sich für jemand anders auszugeben und andere übers Ohr zu hauen.

Solche »Tarnpässe« stammen oft aus nicht mehr existierenden Ländern – Rhodesien, British Honduras, Zaire – oder frei erfundenen Staaten, die es nie gegeben hat, wie Freedonia. Häufig werden sie mit Dokumenten geliefert, die ihre Authentizität bezeugen sollen. Die Leute, die sie verkaufen, behaupten, sie seien nützlich, falls man zum Beispiel entführt wird und nicht möchte, dass den Angreifern die eigene Staatsangehörigkeit bekannt wird. (Wenn man Israeli ist, so die Überlegung, und von Palästinensern entführt wird, wäre es nicht verkehrt, wenn diese annähmen, dass man aus irgendeinem afrikanischen Land stammt.)

Von Tarnpässen halte ich das Gleiche wie von Identitätsdiebstahl: keine gute Idee. Wo sollen Sie außerdem Ihre echten Dokumente aufbewahren, wenn Sie von Entführern durchsucht oder beraubt werden? Die Firmen, die Ihnen Tarnpässe andrehen wollen, vergessen, Ihnen dazu auch Koffer und Taschen mit versteckten Fächern anzubieten. Sie müssten außerdem mit dem richtigen Akzent sprechen und erklären, warum Ihr Pass keine Stempel hat. Ganz zu schweigen von der Tatsache, dass jeder Zollbeamte, der Sie mit solchen Dokumenten erwischt, Sie sofort für einen Kriminellen oder, schlimmer, einen Terroristen halten wird.

Es gibt eine hauchdünne Linie zwischen Tarnpässen und Betrug, die Sie überschreiten, sobald Sie einen falschen Pass mit echten Stempeln kaufen oder versuchen, damit zu reisen. Warum ein solches Risiko eingehen?

- E-Mail-Adressen zum Wegwerfen, die nach kürzester Zeit verfallen (nach sechs Stunden oder sogar nach nur einer Stunde). Schauen Sie unter Trash-Mail.com, Wegwerfmail.de oder Guerillamail.com (www.guerrillamail.com/de/). Wo diese Anbieter blockiert sind, kommen Sie womöglich mit Spoofmail.de weiter, denn dort können Sie zwischen verschiedenen Domains wählen.
- Digitalisierte Post ist eine immer beliebtere Dienstleistung. Sie lassen Ihre Schneckenpost an einen Anbieter weiterleiten, der sie digitalisiert, dann können Sie sich im Netz bei ihm einloggen und sie lesen. Unter dem Suchbegriff finden Sie Firmen wie Digitalkasten und E-Post, den digitalen Dienst der Deutschen Post. Umgekehrt können Sie bei solchen Dienstleistern Ihre digitalen Sendungen auch als physische Briefe ausfertigen und verschicken lassen, siehe etwa online brief24.
- »Freedom Phones«. Dabei handelt es sich um spezielle, in Asien hergestellte Mobiltelefone, aus denen GPS-Adapter und andere Peilgeräte entfernt wurden. Sie sind teurer als gewöhnliche Handys, aber nützlich, falls Sie häufig telefonieren müssen (Sie finden sie aus den USA unter www.ptshamrock.com/auto/freedomphone.htm).

Denken Sie daran, dass sich die Technologie ständig weiterentwickelt und Hacker immer einen Weg ersinnen werden, um in jedes »sichere« neue Gerät einzubrechen. Nie wird es Ihnen gelingen, ein Mobilfunkgerät oder einen Computer auf dem allerneuesten Stand zu erwerben, um dann den Rest Ihres Lebens damit in sorgloser Sicherheit zu verbringen. Sie werden stets mehrere Ebenen der Täuschung einziehen und Verfolger durch ständige Wachsamkeit abwehren müssen. Wenn Sie Ihr neues Leben aufbauen, werden Täuschung und Wachsamkeit die wertvollsten Stützen in Ihrem Werkzeugkasten sein.

Lady KGB

Als ich mit Lady KGB in Kontakt kam, war es ihr gerade gelungen, einem Prostituiertenring in Nordeuropa zu entwischen. Sie war der bitteren Armut ihrer Heimat mithilfe einer Schleuserbande entkommen, um sich im Ausland ein besseres Leben aufzubauen. Dafür musste sie für die Bande so lange arbeiten, bis sie genug Geld zusammenhatte, um sie auszuzahlen. Sie wusste, dass sie als Striptänzerin arbeiten würde, aber das nahm sie in Kauf, solange ihr am Ende die Freiheit winkte.

Schließlich wurde Lady KGB zu einer Art »Herbergsmutter« für eine Gruppe von Mädchen, die in Stripklubs arbeiteten. Als die Zeit verging, fragte sie nach ihren Schulden und wann sie ihre Freiheit bekäme, doch statt klarer Antworten erhielt sie nur leere Versprechungen.

Eines Nachmittags gab es eine Polizeirazzia in dem Motel, wo sie mit den Mädchen wohnte. Einer der Zuhälter gab Lady KGB einen Koffer, der viele Tausend Euro und die Pässe aller Mädchen einschließlich des ihren enthielt. Sie erkannte ihre Chance und wies den Fahrer an, sie in ein anderes Motel zu fahren.

Der erste Schritt von Lady KGB war, ein Hotel zu suchen, in dem man sie nicht aufspüren würde, um dort einen Fluchtplan zu schmieden. Ich empfahl ein Fünf-Sterne-Hotel, da ihre Verfolger in weniger teuren Motels nach ihr suchen würden. Einmal dort angekommen, sprachen wir einige Punkte durch, auch die Pässe. Ich schlug vor, sie in einer Kirche in den Opferstock zu werfen oder auf den Altar zu legen. Das andere Problem war das viele Bargeld, das sie bei sich führte. Wenn die

Polizei sie damit aufgriff, würde sie Verdacht schöpfen und sie mit auf die Wache nehmen. Ohne Zweifel würden ihre Verfolger überprüfen, ob sie irgendwo verhaftet worden war.

Gewöhnlich empfehle ich keine Verkleidungen, doch im Fall von Lady KGB hielt ich es für das Beste. Sie besorgte sich Schere, Haarfärbemittel und eine andere Garderobe und sah in kurzer Zeit wie eine Touristin aus.

In einem Hotel war sie zwar versteckt, ich hielt es trotzdem für das Beste, die Stadt zu wechseln. Ohne Zweifel würden ihre Verfolger die Bus- und Zugbahnhöfe überwachen. Der Flughafen kam wegen der Tasche voll Geld nicht infrage. Ich mietete eine Limousine, um sie in ein anderes Fünf-Sterne-Hotel in zwei Autostunden Entfernung zu kutschieren. An ihrem neuen Aufenthaltsort entwickelten wir einen Plan, ihr Bargeld in Papier, Plastik, Edelmetall und elektronische Transfers umzutauschen.

Papier: Money Orders sind Zahlungsanweisungen international tätiger US-amerikanischer und kanadischer Banken, die sich damit verpflichten, den ausgewiesenen Geldbetrag an den im Dokument angegebenen Begünstigten auszuzahlen, dieser benötigt also kein Konto. Es handelt sich bei Money Orders nicht um Schecks, sie werden aber wie solche behandelt. Das ist sicherer als die Verschickung von Bargeld mit der Post (was in vielen Ländern, auch in Deutschland, verboten ist), weil der Begünstigte zur Einlösung einen Lichtbildausweis vorlegen und eine Unterschrift leisten muss.

Wichtig: Bevor Sie eine Money Order erwerben, müssen Sie unbedingt zwei entscheidende Fragen klären: Erstens, ob Sie den Zahlungsauftrag in Ihrem Zielland überhaupt einlösen können; zweitens, ob die Ausweispapiere, die Sie besitzen, dafür ausreichen.

Nehmen wir an, Sie sitzen in einem Hotel in Kopenhagen und wollen nach Warschau verschwinden. Sie gehen in Dänemark auf die Post und entdecken, dass diese keine Money Orders anbietet, die sich in Polen einlösen lassen. Was Sie nun tun müssen, ist, eine US-amerikanische Bank zu finden, die Filialen in Kopenhagen *und* Warschau hat. Doch bevor Sie die Bank betreten, legen Sie sich eine Postadresse in der Zielstadt zu, in diesem Fall Warschau. Ich schlage vor, Sie wählen als Adresse ein zu einer großen Kette gehörendes Hotel aus. Die meisten nehmen Briefe für die Gäste entgegen. Keine Bange, die ausstellende Bank verifiziert die Gültigkeit der Adresse nicht.

Sobald Sie eine amerikanische Bank gefunden haben, sprechen Sie mit dem Filialleiter und erklären, dass Sie nach Warschau umziehen, wo Sie für eine große Hotelkette arbeiten werden. Teilen Sie ihm mit, dass Ihre Familie Ihnen zum Abschied Bargeld geschenkt hat, das Sie jedoch nicht mit auf die Reise nehmen möchten. Fragen Sie, ob die Bank Ihnen eine Money Order ausstellen könnte, die sich in einer Warschauer Filiale einlösen lässt. Überprüfen Sie abermals, ob Ihre Ausweispapiere ausreichen, um die Order einzulösen. Ich würde Reiseschecks oder Traveller Checks vermeiden.

Es gehört zum Verschwinden dazu, in eine Rolle zu schlüpfen und sie gut zu spielen, und ein Lächeln bewirkt oft Wunder. Wenn Sie etwas von jemandem bekommen wollen, seien Sie höflich und freundlich. Wenn Sie Familienfotos auf dem Schreibtisch des Filialleiters sehen, machen Sie ihm ein Kompliment. Das Ziel ist es, dass Ihr Gegenüber Sie mag und Ihr Problem löst. Die meisten Bankangestellten werden Ihnen vorschlagen, ein Bankkonto zu eröffnen. Das dürfte indes schwierig werden, wenn Sie nicht die erforderlichen Papiere und eine Meldeadresse besitzen.

Plastik: Als Nächstes wandeln wir Bargeld in Plastik um. Suchen Sie Geschäfte, die Prepaid-Kreditkarten verkaufen. Sie benötigen die Art von Kreditkarte, die sofort aufgeladen werden kann: Meiden Sie aber Tankstellen-Kreditkarten, die nur mit hundert Euro aufladbar sind. Es wird wahrscheinlich besser sein, Sie bestellen Ihre Karten über eine sichere Verbindung im Internet. Bei deutschen Anbietern müssen Sie sich dann allerdings wegen des Geldwäschegesetzes über PostIdent noch bei einer Postfiliale identifizieren, bevor Sie eine Guthabenkreditkarte benutzen können. Es gibt aber eine sehr gute Alternative: eine ausländische Guthabenkreditkarte. Der Anbieter von ViaBuy MasterCard sitzt in London und verlangt keinerlei Identifikation. Ein weiterer großer Vorteil: Sie können den Namen des Karteninhabers frei wählen. Kaufen Sie einige davon, beachten Sie aber, welchen Beschränkungen sie unterliegen, zum Beispiel, wie viel Sie mit ihnen binnen vierundzwanzig Stunden und innerhalb eines Monats abheben können. Fotografieren Sie die Karten, damit Sie eine Sicherung haben, falls Sie eine verlieren.

Edelmetall: Bargeld mag der König sein, aber auch Gold ist extrem cool! Goldschmuck ist ohne Frage eine tragbare Währung, die überall auf der Welt erworben und verkauft werden kann. Besuchen Sie die Juweliere in Ihrem Viertel und kaufen Sie einige Goldarbeiten. Ich empfehle Halsketten und Armbänder, da sie diskret getragen und versteckt werden können. Behängen Sie sich aber nicht mit kiloschwerem Bling-Bling wie ein Hip-Hopper, um dann damit durch den Zoll zu spazieren. Bevor Sie Goldschmuck kaufen, machen Sie sich schlau, was Sie dabei zu beachten haben, und drücken Sie wie auf einem Basar nach Kräften den Preis. Vermeiden Sie es, Stücke mit Edelsteinen zu erwerben, es sei denn, Sie kennen sich damit aus.

Elektronisch: Ein anderer Weg, um Geld von A nach B zu befördern, sind Geldanweisungen mithilfe international tätiger Institute wie Western Union oder MoneyGram. Wie im Fall der Money Orders sollten Sie vor der Transaktion sicherstellen, dass Sie sich das Geld am Zielort auszahlen lassen können und Ihre Papiere dafür ausreichen. Der Umfang ist limitiert, der aktuelle Höchstbetrag für internationale Geldanweisungen von Deutschland aus beträgt bei Western Union 6200 Euro.

Nachsendung: Eine weitere Möglichkeit ist, sich für die Geldversendung einige Mietbriefkästen zuzulegen, was man online erledigen kann. Dieser Weg ist riskant, aber manchmal die einzige Option. Wenn Sie einen Mietbriefkasten anlegen, verlangen Sie den Dienst »internationale Express-Nachsendung«. Kaufen Sie Geburtstagskarten und legen Sie Bargeld, Money Orders oder Prepaid-Debitkarten bei. Wünschen Sie sich selbst alles Gute zum Geburtstag. Versenden Sie auf diesem Weg nur keine großen Summen Bargeld, da sie gestohlen werden könnten; verteilen Sie es ein bisschen. Wenn Sie das Geld aus Ihren Briefkästen benötigen, nehmen Sie sich ein Zimmer im Hotel einer großen Kette, dann lassen Sie sich die Geldbriefe per Express an diese Adresse schicken.

Kunst: Eine verbreitete Geldwäschemethode ist der Kunstkauf. Folgendes Beispiel dient nur zur Illustration, beachten Sie, dass wir hier keine Geldwäsche betreiben! Man kauft zum Beispiel ein Gemälde für, sagen wir, hunderttausend Euro, nimmt es aus dem Rahmen, rollt die Leinwand auf und steckt sie in ein Posterrohr. Steigen Sie in ein Flugzeug, landen Sie in einem neuen Land und geben Sie nicht den Wert des Gemäldes an. Dann verkaufen Sie es zum bestmöglichen Preis und besitzen nun die Menge X unversteuerten Geldes in dem neuen Land. Die Kunstmasche ist jedoch heikel geworden, weil sie immer stärker ins Blickfeld der Behörden gerückt ist. Nochmals: Ich rate Ihnen hier nicht zur Geldwäsche!

Binnen eines Tages hatte Lady KGB das Geld mittels der geschilderten Methoden gesichert. Sie nahm eine Limousine in wieder eine andere Stadt und ein Flugzeug in ein anderes Land. Lady KGB lebt nun sicher unterhalb des Radars.

9 Ein neues Leben aufbauen

Im letzten Kapitel habe ich Ihnen einiges zugemutet. Jetzt ist es an der Zeit, die Hilfsmittel zum Abtauchen anzuwenden, ob Sie nun planen, das Land zu verlassen, einem Stalker auszuweichen oder einfach nur etwas tiefer unterhalb des Radars zu fliegen.

Der Tag Ihres Verschwindens könnte der wichtigste Ihres Lebens werden. Stellen Sie es sich als Tod und Wiederauferstehung in einem neuen Leben unter den Verschwundenen vor. (Nehmen Sie diese Metapher aber bitte nicht zu wörtlich und täuschen Sie nicht Ihren eigenen Tod vor – das ist keine so gute Idee, wie ich in dem Kapitel »Pseudozid 101« noch erläutern werde.)

Sie sind drauf und dran, bald schon zu den Menschen zu gehören, die ein geschütztes, ruhiges Privatleben frei von Angst führen. Aber sobald Sie den Absprung geschafft haben, gibt es vielleicht kein Zurück mehr. Sie sollten sich deshalb fragen: Ist mein Ausstiegsplan makellos? Haben Sie es Ihren Verfolgern so schwer wie möglich gemacht, Sie zu finden? Haben Sie Ihre Arbeit nochmals von einem Privatdetektiv überprüfen lassen? Ist Ihnen auch nur ein winziger Patzer unterlaufen?

Wenn Sie sicher sind, dass Sie alle Hinweise gelöscht oder verfälscht haben, die zu Ihnen führen könnten, wenn Sie falsche Fährten für einen Verfolger gelegt und sich mit allem gerüstet haben, was Ihnen das Untertauchen erleichtert, sind Sie bereit zu verschwinden. Aber behalten Sie diesen Spruch im Gedächtnis, während Sie Ihre Taschen packen:

Bleibst du wachsam, so bleibst du lebendig.

Seien Sie wachsam, wenn Sie aufbrechen. Passen Sie auf, dass Sie nicht beobachtet werden, wenn Sie die Stadt verlassen, besonders dann, wenn Sie das Opfer eines Stalkers sind. Es könnte nicht schaden, einen Privatdetektiv anzuheuern, der Ihren Peiniger überwacht, um sicherzugehen, dass er nicht irgendwelche Schläger hinter Ihnen hergeschickt hat oder auf dem Dach des Nachbarhauses hockt, um Ihr Kommen und Gehen zu beobachten.

Angehörige verlassen

Wenn Sie einen Ehemann, eine Frau oder Kinder verlassen, hoffe ich, dass Sie es auf die richtige Weise tun (wenn es die gibt), indem Sie sich einen Anwalt suchen und ihnen Gelegenheit geben, dasselbe zu tun. Gehen Sie nicht einfach aus dem Haus, um eine Zeitung zu kaufen und nie zurückzukehren. Das ist einfach grundfalsch.

Wenn Sie sich keinen Privatdetektiv leisten können, bedienen Sie sich einer guten altmodischen Ablenkung. Einer meiner Kunden floh vor seinem Geschäftspartner aus der Stadt. Am Tag seines Verschwindens hielt ein Umzugswagen vor seinem Haus, lud all seine Habe ein und fuhr etwa anderthalb Stunden weit – zu einer gemeinnützigen Entrümpelungsfirma. Die Möbelpacker entluden alles und verschenkten es. Mein Kunde wusste, dass sein Partner das Haus von Detektiven überwachen ließ, die nun dem Umzugswagen in eine Sackgasse folgten, während er in den Zug sprang und zu glücklicheren Gestaden aufbrach.

Ganz gleich, wohin Sie gehen, sei es ans andere Ende der Stadt oder außer Landes, nehmen Sie keine gerade Route. Besteigen Sie eine Maschine nach Stockholm, fliegen Sie von dort nach Puerto Rico und nehmen hier ein kleines Wasserflugzeug, wenn Ihr Ziel Sint Maarten ist. Setzen Sie sich in einen Überlandbus nach Lyon, nehmen Sie ein Flugzeug nach Bukarest und von dort den Flieger zum Flughafen Kavala in Nordgriechenland. Unterschätzen Sie nicht die Person, die hinter Ihnen her ist, und denken Sie an den Duselfaktor. Selbst etwas so Läppisches wie der Kauf einer Zeitschrift auf einem Flughafen könnte Ihr Untergang sein.

Halten Sie sich auf dem Flughafen vom Zeitungskiosk und den Bars und Restaurants fern. Niemand muss wissen, dass Sie eine Reise unternehmen, außer den Sicherheitsleuten am Metalldetektor. Gehen Sie durch die Kontrolle direkt zu Ihrem Gate und warten Sie dort auf den Abflug.

Ich hoffe, Sie haben eine angenehme Reise. Es wird noch angenehmer für Sie, wenn Sie die komplizierten, aber entscheidenden Aufgaben erledigt haben, die notwendig sind, um ins Ausland zu gehen: Sie haben sich eine neue Wohnung besorgt, sich überlegt, wie sie dort Ihren Lebensunterhalt verdienen, darüber nachgedacht, wie Sie mit Ihren Lieben daheim Kontakt aufnehmen, und die anderen Details des alltäglichen Lebens geklärt, zum Beispiel wo Ihre Kinder zur Schule gehen, wenn sie mitkommen. Während Sie all das tun, haben Sie ein alles überragendes Ziel:

Werden Sie zu einem Wesen ohne zurückverfolgbare Verbindungen zu Menschen, Orten oder Dingen Ihrer Vergangenheit.

Sie können das leicht erreichen, indem Sie Ihr neues Leben methodisch und mit Sorgfalt planen. Gehen wir jeden Punkt auf Ihrer Aufgabenliste der Reihe nach durch. Beachten Sie, bevor wir beginnen, dass dieses Kapitel sehr allgemeine Prinzipien des Umzugs und Aufbaus eines neuen Lebens behandelt; die folgenden Kapitel werden dann auf die Einzelheiten eingehen, auf die Sie achten müssen, wenn Sie das Land verlassen, weil Sie etwa vor einem Stalker fliehen oder ein Identitätsdieb Sie zu ruinieren droht.

Dies vorausgeschickt, betrachten wir nun die Bausteine Ihres neuen Lebens.

Wohnen

Als Erstes müssen Sie sich um Ihre Wohnsituation kümmern. Wenn Sie ein neues Zuhause suchen, müssen Sie unbedingt darauf achten, dass kein Makler und keine Wohnungsgesellschaft Ihre Kreditwürdigkeit überprüft. Ein Detektiv könnte leicht auf die Anfrage stoßen und den Namen der Firma herausfinden, von der sie kam. Deshalb haben wir ja so viel Zeit darauf verwendet, Makler zu veranlassen, Bonitätsprüfungen vorzunehmen, als wir unsere falschen Fährten legten – es ist eine großartige Methode, um einen Verfolger, der Ihnen an den Fersen klebt, abzulenken. Um Bonitätsprüfungen zu vermeiden, ist es am besten, Maklern, großen Wohnungsgesellschaften und Hausverwaltungen gleich ganz aus dem Weg zu gehen. Ich empfehle Ihnen, eine Wohnung über Craigslist oder Schwarze Bretter vor Ort zu suchen. Solche Mietverhältnisse sind eher informell und nicht durch große Immobilienfirmen vermittelt. Nehmen Sie etwas zur Untermiete, wenn Sie können. Das ist ideal, weil die Wohnung offiziell auf den Namen des Vermieters oder Hauptmieters läuft, der an Sie weitervermietet, nicht auf Ihren Namen. Wenn Sie nichts zur Untermiete finden, suchen Sie private Vermieter, die ein Stockwerk ihres zwei- oder dreigeschossigen Hauses anbieten.

Haben Sie dabei keinen Erfolg, hoffe ich, dass Sie vor dem Untertauchen noch Zeit hatten, eine Firma zu gründen. Ansonsten holen Sie es jetzt nach. Erklären Sie den Maklern und anderen Anbietern von Mietwohnraum, dass Sie in die Gegend umziehen. Geben Sie an, dass Ihre Firma für die Kosten aufkommen wird und Sie an einem Firmenmietvertrag interessiert sind, damit der Vertrag auf den Namen des Unternehmens, nicht auf Ihren läuft. Firmenmietverträge sind der beste Weg, um sicherzustellen, dass Ihr Name nicht mit Ihrem Wohnort in Verbindung gebracht werden kann.

Bestellen Sie auch Strom und Wasser im Namen Ihrer Firma,

oder, noch besser, suchen Sie eine Wohnung, bei der sich der Vermieter um alles kümmert und diese Kosten im Mietpreis enthalten sind.

Kommunikation

Wenden wir uns nun Ihren Kommunikationsmitteln mit der Außenwelt zu. Wenn Sie das Opfer von quälenden Nachstellungen oder Misshandlungen geworden sind, rate ich Ihnen dringend, keinen Festnetzanschluss zu bestellen – es sei denn, Ihr Leben ist in Gefahr. In dem Fall sollte er auf den Namen Ihrer Firma laufen.

Sie können von der Telefongesellschaft auch einen Internetanschluss bekommen, aber mailen Sie von hier aus niemals Ihrer Familie und Freunden, und stellen Sie über diese IP-Adresse keine andere Verbindung zwischen Ihrem alten und Ihrem neuen Leben her.

Sie denken jetzt vielleicht: Niemals? Wie soll ich mich denn nach meiner besten Freundin erkundigen, wenn sie erkrankt ist? Wie soll ich meiner kleinen Nichte zum Geburtstag gratulieren oder die neuesten Nachrichten aus meiner Heimatstadt erfahren? Die kurze, harte Antwort lautet: Gar nicht. Kontakt zwischen Ihnen und Ihren Lieben ist möglich, aber um auf der sicheren Seite zu bleiben, beachten Sie die folgende Regel:

Halten Sie sich kurz, melden Sie sich zu unvorhergesehenen Zeiten und rufen Sie nicht häufig an.

Sie dürfen Kontakt zu Ihren Lieben nur mithilfe von Prepaid-SIM-Karten und über öffentliche Internetverbindungen und private Mietbriefkästen mit all den Ebenen der Anonymität und Sicherheit halten, die ich mit Ihnen im letzten Kapitel durchgegangen bin.

Das ist hart, es macht einsam und ist die meiste Zeit ätzend.

Wir berühren hier einen der schwierigsten Aspekte des Verschwindens:

Zu verschwinden ist psychologisch nur schwer zu ertragen.

Wenn Ihnen klar wird, dass Sie nicht länger zum Hörer greifen und Ihre Familie anrufen können, kommt in Ihnen vielleicht Verzweiflung auf. Sie verlieren den Kontakt zu vielen Menschen, die Ihnen lieb und teuer waren. Kurz, Sie werden einsam. Einsamkeit ist eine Folge des Verschwindens. Sie müssen entscheiden, ob das ein annehmbarer Preis ist für den Schutz Ihrer Privatsphäre, den Sie sich wünschen.

Wie gesagt, es ist zwar grundsätzlich möglich, die Verbindung aufrechtzuerhalten, macht aber Arbeit. Sichere Kommunikation erfordert sorgfältige Vorbereitung. Meine Kundin Denise, die von ihrem Mann misshandelt worden war, hielt den Kontakt zu ihrer Familie mithilfe von Prepaid-Telefonkarten, die sie alle paar Monate wechselte, und über einen Geheimcode, den sie auf Kleinanzeigenseiten im Internet postete. Wenn sie ein neues Prepaid-Handy kaufte, bot sie ein bestimmtes Auto zum Verkauf an und schrieb dazu zum Beispiel: »98er Dodge mit 95 550 Meilen. Nur 2 Vorbesitzer. Bitte rufen Sie zwischen 2 und 7 Uhr nachmittags an.« Wenn ihre Familie diese Anzeige sah, wusste sie, dass ihre neue Kontaktnummer (989) 555–0227 lautete.

Sie konnte eine Nummer nicht lange behalten und das Geheimnis auch nicht mit vielen ihrer Freunde teilen aus Angst, sie könnten es ihrem Exmann verraten. Aber diese Rettungsleine hatte sie.

Bankgeschäfte

Ihre nächste Aufgabe ist es, neue Bankkonten zu eröffnen. Sichere Bankgeschäfte sind eine Herausforderung, weil Banken es skrupellosen Schnüfflern oft leicht machen, sich unter Vorwänden vertrauliche Informationen zu beschaffen.

Überall auf der Welt informieren sich Banken über Neukunden mithilfe von Auskunfteien. Wenn Sie zum Beispiel amerikanische Bankfilialen betreten, werden Ihnen Hinweisschilder ins Auge fallen, auf denen die Kunden darüber informiert werden, mit welcher Auskunftei die Bank zusammenarbeitet. Von solchen Dienstleistern erfahren die Banken, ob Antragsteller jemals ihr Girokonto überzogen haben oder gar eines ihrer Konten wegen Überziehung gekündigt wurde. Und sie können feststellen, wo sie bereits andernorts Kontoanträge gestellt haben.

In den Wildwesttagen meiner Arbeit als Kopfgeldjäger freundete ich mich mit den Schalterbeamten meiner Bank an. Ich schaute mit Kaffee, Donuts oder Pralinen vorbei, sodass sich die Mienen immer aufhellten, wenn ich zur Tür hereinkam. Eines Tages saß die Filialleiterin nicht an ihrem Schreibtisch, und ich stand am Schalter der Kassiererin, die den Kundenbereich leitete, wenn die Chefin nicht da war.

Ich löste einen Scheck ein und schob ihr fünfzig Dollar zu. »Der gehört Ihnen, wenn Sie mir das Passwort der Auskunftei verraten«, sagte ich.

Sie lächelte und nahm den Fünfziger. Sie ahnen nicht, wie viele Leute ich aufspürte und wie viele Konten ich mit einer gebührenfreien Nummer von sechs Ziffern durchleuchtete.

Solange Banken Dienstleistungen wie diese in Anspruch nehmen – und Personal einstellen, das anfällig für Bestechung ist –, wird Ihre Geldspur leicht aufzudecken sein. Der einzige Weg, sicher Geld auszugeben, sind Guthabenkreditkarten.

Geld und Arbeit

Man kommt nicht darum herum: Wer spurlos verschwinden will, der braucht Geld. Wie viel, das hängt davon ab, was Sie mitnehmen wollen oder müssen, wenn Sie gehen: die Möbel, die Sie haben, die Geldsumme auf Ihrem Bankkonto, solche Dinge.

Die meisten Menschen, die sich auf und davon machen, müssen an ihrem neuen Wohnort arbeiten, um ihren Lebensunterhalt zu verdienen, schließlich haben nicht allzu viele das Glück, reiche Erbinnen oder Lottogewinner zu sein. Sicher Geld zu verdienen kann ebenso kniffelig sein, wie es sicher auszugeben. Sie können sich nie vollkommen in Sicherheit wiegen, solange Sie irgendwo Einkommensteuer zahlen. Ich kenne in den Vereinigten Staaten so einige Privatermittler, die sich unter einem Vorwand die Sozialversicherungsnummer ihrer Zielpersonen verschafften und über diese tatsächlich an eine Aufstellung ihrer in der Vergangenheit gezahlten Steuern gelangten. In den USA sind Sie, ganz gleich wo Sie beschäftigt sind, verwundbar, sobald Sie bei Ihrem Arbeitgeber ein Formular der Steuerbehörde (IRS) unterschreiben müssen. Wenn Sie in Europa bei einer Firma arbeiten, die keine Steuern in den USA zahlt, sind Sie besser geschützt. Schafft es ein Verfolger jedoch, Ihre Steuer-Identifikationsnummer herauszubekommen, könnte er sich womöglich bis zu Ihrem Steuerbezirk durchschwindeln und unter dem Vorwand einer Adressänderung Ihre aktuelle Adresse herausbekommen.

Meine Kundin Caroline war das Opfer eines äußerst aggressiven Stalkers und musste umziehen. Caroline war Kellnerin und arbeitete schwarz. In ihrer Einkommensteuererklärung gab sie ihren Verdienst an, um nicht wegen Steuerhinterziehung belangt werden zu können, benutzte aber die Adresse ihrer Schwester als Postanschrift. Dem Fiskus ging dadurch nichts verloren, dafür blieb Caroline in Sicherheit.

Spurlos verschwinden mit wenig Geld

Vielen von Ihnen werden die Haare zu Berge stehen angesichts der hohen Kosten, die entstehen können, wenn man spurlos von der Bildfläche verschwinden will. Mietbriefkästen, Guthabenhandys, Flugtickets, Privatdetektive, Reisen in zufällig ausgewählte Städte, um falsche Fährten zu legen – all das kostet eine Menge Geld. Was man für Irreführung und den Aufbau eines neuen Lebens aufbringen muss, kann leicht in die Tausende gehen.

Wenn Sie nicht über viel Geld verfügen, aber nicht allzu sehr unter Zeitdruck sind und sich eine gewisse Summe zusammensparen können, rate ich zu diesem Weg. Je mehr Zeit und Geld Sie investieren können, um sauber unterzutauchen, desto zuversichtlicher werden Sie Ihr neues Leben unterhalb des Radars genießen können.

Wenn Sie sich jedoch sofort aus dem Staub machen (müssen) und nichts auf der Bank haben, verzweifeln Sie nicht. Behalten Sie im Kopf, dass die Irreführung Ihres Verfolgers fast nichts oder überhaupt nichts kostet, denn alles, was Sie zu tun haben, ist, bei Banken und Internetportalen und Kundendienstabteilungen anzurufen und Ihre persönlichen Daten zu ändern. Wenn Sie es sich nicht leisten können, dies mit einem Prepaid-Handy zu erledigen, benutzen Sie ein Münztelefon oder irgendein anderes öffentliches Telefon, das Ihnen zur Verfügung steht.

Die Irreführung Ihres Verfolgers und der Aufbau eines neuen Lebens werden etwas schwieriger, aber auch hier stehen Ihnen diverse Möglichkeiten offen. Suchen Sie Menschen, die Ihnen für wenig Geld oder umsonst helfen. Wenn Sie ein Stalking-Opfer sind, ist das leicht: Ihr Polizeirevier und die Frauenhäuser der Gegend werden nichts für ihre Hilfe verlangen, und Selbstverteidigungslehrer, Arbeitskollegen, Freunde und Familie werden Sie sicher gern unterstützen.

Wenn Sie die Stadt verlassen müssen, suchen Sie sich irgendetwas zur Untermiete, denn so umgehen Sie eine Kaution und eine Bonitätsprüfung. Sind Sie bei der Ortswahl flexibel? Halten Sie nach einer günstigen Ferienmietwohnung in der Nebensaison Ausschau, zum Beispiel in einem abgelegenen Landstrich in Schweden. Ich habe sogar ein

Mini-Ferienhaus in Ostpolen für elf Euro pro Nacht entdeckt, wenn keine Touristen unterwegs sind. In den USA kann man zum Beispiel die Studentenwohnheime von Colleges abklappern, die in den Sommerferien vermietet werden. Einige haben auch in den anderen Jahreszeiten Räume zu vermieten – so könnten Sie das ganze Jahr von College zu College hüpfen.

Wenn alles andere scheitert, versuchen Sie, eine kostenlose Unterkunft aufzutreiben. Plattformen, die Gratisschlafplätze vermitteln, wie Couchsurfing.org und Hospitality Club, wo Leute Reisenden aus aller Welt kostenlos ihre Sofas und freien Schlafzimmer anbieten, haben in den letzten Jahren einen sehr coolen neuen Reisetrend ermöglicht.

Natürlich müssen Sie äußerste Vorsicht walten lassen, wenn Sie die Nacht im Haus eines Fremden verbringen wollen. Aber das Großartige an diesen Portalen ist, dass die Anbieter Referenzen von Hunderttausenden anderen Mitgliedern besitzen. Sie können also Ihr Risiko bei Leuten, bei denen Sie übernachten möchten, sorgfältig abwägen.

Ein paar meiner Freunde haben solche Webseiten schon genutzt und in den Wohnungen von Fremden geschlafen. Sie kamen zwar nicht immer gut mit den Gastgebern aus, fühlten sich jedoch auch nie in Gefahr. Ich glaube, sie lohnen einen Blick.

Der Schmuggler aus Stuttgart

Vor nicht langer Zeit traf ich in Stuttgart einen Schmuggler, der sich aus dem Geschäft zurückgezogen hatte. Er war gerade aus dem Gefängnis entlassen worden und wartete auf den Abschluss aller juristischen Angelegenheiten. Im Gefängnis hatte er sein Leben geändert und wollte nach der Entlassung einen Neustart mit Frau und Kind wagen. Vielleicht rümpfen Sie jetzt die Nase, dass ich auch solche Kunden akzeptiere, aber ich habe gelernt, nicht über andere zu urteilen – alle Menschen verdienen eine zweite Chance. Er schien ehrlich zu sein und zahlte außerdem in bar.

Im Gefängnis hatte sich ein Ring marokkanischer Drogenhändler an ihn herangemacht, um ihn für ein Geschäft in Rabat einzuspannen. Der Schmuggler lehnte ab, er war nur daran interessiert, seine Zeit abzusitzen, so schnell wie möglich herauszukommen und ein neues Leben zu beginnen. Darüber waren die Marokkaner wütend und wurden gewalttätig. Die Anstaltsleitung war sich der Lage bewusst und bot dem Schmuggler Hilfe an, doch der wusste es besser und lehnte ab.

Einen Monat nach seiner Entlassung ging es los. Entweder käme er mit ihnen ins Geschäft, oder seiner Familie würde etwas zustoßen, drohten die Marokkaner. Dem Schmuggler war klar, dass er diese Drohungen nicht auf die leichte Schulter nehmen konnte. So kam er zu dem Schluss, dass ich seine einzige Option war.

Als wir uns in einer Hotellobby trafen, dachte ich zuerst, dass mir ein Journalist einen Streich gespielt hatte. Er erinnerte mich an den erfolgreichen britischen Unternehmer Richard Branson, ein cooler Typ, der kein bisschen wie ein Schmuggler aussah (wenn man Schmuggler denn am Aussehen erkennen kann). Auch wirkte er nicht wie jemand, der um sein Leben fürchtet. Er erzählte, dass er noch sechzig Tage warten müsse, bevor er Deutschland verlassen dürfe. Sein vorrangiges Ziel bestand darin, Frau und Kind in Sicherheit zu bringen und dann für seinen eigenen Schutz zu sorgen, bis er ausreisen konnte.

Ich musste schmunzeln, als er fragte, ob ich ihm irgendwelche Bücher empfehlen könne, wie man emotional mit dem Untertauchen klarkommt. Als ich das letzte Mal nachgesehen habe, hatte Bestsellerautor Eckhart Tolle noch kein Buch zu dem Thema geschrieben. Und welcher Mensch, der vor gefährlichen Verfolgern Reißaus nehmen muss, sorgt sich schon um seine seelische Befindlichkeit? Auf der Flucht vergisst man die emotionale Belastung.

Entscheidend ist beim Verschwinden letztlich die Einstellung. Dabei geht es teils um Achtsamkeit, teils um Strategie, vor allem aber um die Konzentration auf das Hier und Jetzt. Leben im

Präsens heißt, seine Umgebung wahrzunehmen. Ich empfahl ihm zur Lektüre die Geschichten derjenigen, deren Verschwinden nicht von Erfolg gekrönt war, damit er nicht dieselben Fehler beging.

Der Fall des Schmugglers war dringend, es blieb keine Zeit für lange Vorausplanung. So schnell wie möglich musste er aus seiner Wohnung verschwinden. Ich ging zu einem Hotel mit Zimmerservice und bezahlte auf meinen Namen ein Zimmer für zwanzig Tage im Voraus. Durch den Zimmerservice erübrigte sich die andernfalls gegebene Notwendigkeit, außerhalb des Hotels essen zu gehen oder Lebensmittel einzukaufen. Nach zwanzig Tagen flog ich nach Deutschland zurück und mietete für den Schmuggler ein anderes Zimmer in einem anderen Hotel. So war er nur kurz zum Wechsel des Hotels auf der Straße, bevor er die Stadt verließ. Bei der Abreise aus Stuttgart nahm ich seine Frau und sein Kind mit in eine andere deutsche Stadt, dann fuhren wir nach Innsbruck in Österreich. Oder war es Rotterdam? …

Am besten ist es, sein Verschwinden zu planen, aber manchmal ergeben sich Situationen, in denen man sofort untertauchen muss. Sofort abzureisen muss nicht immer heißen, sich schnurstracks in ein Flugzeug oder einen Zug zu setzen. Manchmal ist es die bessere Strategie, in der eigenen Stadt abzutauchen. Mein Motto ist: kurzfristig flexibel, dabei immer das langfristige Ziel im Blick. Als die Zeit des Schmugglers um war, holte ich ihn ab und fuhr ihn zu seiner Frau. Sie sind jetzt schon lange fort und leben in Lissabon – oder Malaga?

Ein Schlüsselfaktor beim Verschwinden ist die Entscheidung, ob man sich die Zeit für Planung nimmt oder sofort abtaucht. Ausschlaggebend ist die eigene Sicherheit. Wenn Gefahr für Leib und Leben besteht, geht man am besten zur Polizei. Ist das nicht möglich, legen Sie dieses Buch beiseite und hauen Sie schleunigst ab!

Mit Schulden umgehen

Wenn Sie verschwinden, möchten Sie keine Schulden zurücklassen. Tun Sie Ihr Bestes, um geliehenes Geld zurückzuzahlen. Denken Sie daran, dass die Schufa Sie nicht vergisst. Die schlechte Bonitätsnote, die Sie von dieser Auskunftei und anderen erhalten, könnte sich andernfalls noch als Bumerang erweisen und Ihnen das Leben vergällen.

Einige meiner Kunden, die sich aus dem Staub machen möchten, pfeifen auf ihre Kreditwürdigkeit und wollen den Strom und andere offene Rechnungen nicht bezahlen. Großer Fehler. Schauen Sie zurück, wo Sie vor fünf Jahren standen: Wahrscheinlich haben Sie nicht vorausgesehen, dass Sie heute verschwinden wollen. Sie wissen auch nicht, wie Ihre Situation in der Zukunft aussehen wird.

Das Leben ist stets im Fluss und bringt unerwartete Wendungen: Ihr Stalker könnte im Knast enden; Sie könnten sich mit Ihrem gekränkten Geschäftspartner aussöhnen; Ihr Exmann, der Sie misshandelt hat, könnte sterben. Vielleicht möchten Sie an einem bestimmten Punkt wieder aus der Versenkung auftauchen, aber diese Option steht Ihnen nicht mehr offen, wenn Sie Schulden hinterlassen haben.

Einige Kunden wollten sich wegen ihrer Schulden aus dem Staub machen. Ich rate immer, damit ordentlich umzugehen und Privatinsolvenz anzumelden oder mit den Gläubigern einen Tilgungsplan zu vereinbaren.

Zerreißen Sie keine Rechnungen. Denken Sie daran, dass irgendein Schnüffler Sie in Ihrem neuen Leben aufspüren und Ihnen das Leben zur Hölle machen könnte. Es ist kompliziert und beängstigend, Schulden zu haben, aber es wird noch komplizierter und beängstigender, wenn Sie auf der Flucht sind.

Denken Sie an Ralph Waldo Emersons Diktum: »Ein Mann mit Schulden ist, was das angeht, ein Sklave.«

Autofahren

Wenn jemand hinter Ihnen her ist, der hilfreiche Beziehungen zur Polizei oder zur Zulassungs- oder Fahrerlaubnisbehörde unterhält, wird er regelmäßig sein Kontaktnetzwerk mobilisieren, um über das europäische Fahrzeug- und Führerscheininformationssystem ECARIS (European Car and Driving Licence Information System) und die Verkehrssünderkartei in Flensburg mittels Halter- oder Fahrzeugabfrage nach Ihnen zu fahnden. Weil der Führerschein im behördlichen Register mit Ihrem Wohnort verknüpft ist, müssen Sie mit ihm weitestmöglich in Deckung bleiben. Durch die europäische Vernetzung ist es heute nahezu unmöglich, in einem anderen europäischen Land einen Führerschein zu erwerben, wenn Sie Ihren in Deutschland verloren haben bzw. es vorziehen würden, einen ausländischen zu benutzen. In jedem Fall sollten Sie es tunlichst vermeiden, von der Polizei wegen irgendeiner Übertretung angehalten zu werden.

Also fahren Sie vorsichtig. Überprüfen Sie stets das Licht und die Reifen, bevor Sie starten, biegen Sie nicht verkehrswidrig ab, überfahren Sie keine roten Ampeln und befolgen Sie die Geschwindigkeitsbegrenzungen, damit die Polizei Sie niemals herauswinken muss.

Falls Sie die Möglichkeit dazu haben, lassen Sie den Wagen auf eine juristische Person wie eine GmbH, eine AG oder auf eine Vereinigung zu.

Ihre Kinder

Meine Kundin Delia, die vor ihrem gewalttätigen Mann geflüchtet war, hatte ein kleines Kind, das kurz vor der Einschulung stand. Ich fand eine hervorragende Sozialarbeiterin in der Gegend und erklärte ihr, dass Delia von ihrem Mann schwer misshandelt worden war. Nachdem sie sich Delias Fall angesehen hatte – eine Mappe mit Fotos von ihrem Gesicht, nachdem sie geschlagen worden war, Krankenhausdiagnosen sowie Gerichtsdokumente und eine ausgedruckte Liste der Vorstrafen ihres Exmannes –, war sie von Delias Schutzbedürftigkeit überzeugt und sorgte dafür, dass ihr Kind mit einem »Schreibfehler« in seinem Namen eingeschult wurde. Auf diese Weise würde ein Schnüffler, der Schülerlisten überprüfte, keinen Treffer landen. Irgendwann wird Delia den Schreibfehler berichtigen.

Wenn Sie Kinder haben, bietet deren schulischer Werdegang eine enorme Angriffsfläche für Personenfahnder. Fast alle Schulen haben heute eigene Webseiten, immer wieder werden Schülernamen auch auf anderen Webseiten genannt, Posts über Aufführungen, Ausflüge und vieles andere mehr sind weitere Quellen, die sich leicht durchforsten lassen. (In den USA werden zudem die schulischen Leistungsnachweise von den Schulen verwaltet und von einer zur nächsten transferiert, ein offiziell dokumentierter Akt, der privaten und staatlichen Ermittlern schon zur Lokalisierung von enorm vielen Menschen verholfen hat. Das Gleiche gilt für den Schulwechsel selbst.) Falls Ihnen Gefahr droht, bemühen Sie sich, mit der Schulleitung eine informelle Absprache zu treffen, den Namen Ihres Kindes in offiziellen Dokumenten und bei Schulveranstaltungen vor der Öffentlichkeit – etwa durch absichtlich falsche Schreibung – zu verbergen. Oder Sie suchen nach Alternativen wie Konfessionsschulen oder Privatunterricht.

Ihr Notfallplan

»Die ausgeklügeltsten Pläne von Mäusen und Menschen«, schrieb Robert Burns in einem berühmten Gedicht, »schlagen oftmals fehl.« Obwohl Sie Ihr Bestes gegeben haben, gelingt es jemandem, Sie an Ihrem neuen Wohnort aufzuspüren. Ein Stalker oder Privatermittler könnte Sie entdecken, oder ein idiotischer Zufall lässt Ihre Tarnung auffliegen, wenn Sie zum Bespiel einem alten Freund oder einem Verwandten über den Weg laufen oder sogar der Person, die Sie auf der Straße sucht (von so einem Fall habe ich einmal gehört). Spielen Sie gedanklich durch, was Sie unternehmen werden, falls dies geschieht.

Wenn Sie das Opfer eines Gewalttäters oder Stalkers sind, suchen Sie sich eine Gruppe von Verbündeten vor Ort, die Ihnen zu Hilfe eilen werden. Informieren Sie sich über Frauenhäuser in der Gegend, freunden Sie sich mit einer Polizistin an und suchen Sie Kontakt zu Sozialarbeitern. Wenn Sie kein Opfer sind, kümmern Sie sich selbst um Ihren Fluchtplan. Wohin wollen Sie gehen? Was wollen Sie mitnehmen? Wo werden Sie Ihren Ehepartner und die Kinder treffen? Wie lange wird es dauern, Ihre Daten zu verfälschen und falsche Spuren auszulegen, bevor Sie an einen neuen Ort untertauchen können? Haben Sie genug Geld, um noch einmal spurlos zu verschwinden? Falls nicht, beginnen Sie noch heute mit dem Ansparen einer Notreserve.

Die Finanzberaterin Suze Orman rät allen, genug Geld zurückzulegen, um acht Monate damit auszukommen, falls sie ihre Einkommensquelle verlieren. Menschen, die untertauchen müssen, sollten diesem Rat folgen *und* auf diese Summe die geschätzten Kosten draufschlagen, die entstehen würden, wenn sie in ein anderes Land fliegen und eine neue Wohnung mieten müssten.

Delia entwarf einen sehr gründlichen Notfallplan für sich und ihre Tochter. Sie war sehr mobil, ein Großteil ihrer Habe war eingelagert. Sie konnte sofort losfahren, falls ihre Deckung aufflog. Sie und ihre Tochter entwickelten ein System von Handzeichen, Codewörtern und Gesten, um einander zu signalisieren, dass etwas nicht stimmte. Sie machten aus, wie sie Hilfe rufen und wo sie sich treffen würden, falls eine von beiden das Zeichen zur Flucht gab.

Ich empfahl Delia, einen »sicheren Treffpunkt« auszumachen – einen Ort, an dem sie sich mit ihrer Tochter, Mutter und Schwester treffen könnte, falls sie rasch aus der Stadt fliehen musste. Sie wählte ein Hotelzimmer einige Ortschaften entfernt und vereinbarte mit ihrer Mutter und Schwester, dass diese sie von einem Münztelefon aus anrufen würden, um ihr Ort und Übergabe einer neuen Wohnung mitzuteilen.

Ein neues Leben aufzubauen verläuft bei jedem anders. Die nächsten Kapitel bieten Ihnen Beispiele von Menschen, die aus den verschiedensten Gründen abtauchten, sei es, dass sie vor Identitätsmissbrauch oder einem Stalker in Deckung gehen oder vor einem zudringlichen Bewerber Reißaus nehmen und sogar das Land verlassen mussten. Selbst innerhalb dieser Kategorien gibt es große Unterschiede, was man je nach den besonderen Umständen benötigt, um in Sicherheit zu sein. Um Ihre Fantasie anzuregen, was auf Sie zukommen könnte, hier die Geschichte von Charlie.

Charlie

Mein Kunde Charlie war Immobilienmakler, gemeinsam mit seinen Partnern kaufte und verkaufte er Immobilien in Südkalifornien. Charlie hegte den großen amerikanischen Traum, einmal ein Geschäft abzuschließen, das so dick war, dass es ihn an die Spitze katapultieren würde.

Leider ging Charlies Traum nicht in Erfüllung. Er fädelte ein Geschäft ein, zusammen mit mehreren externen Investoren einen Wohnkomplex zu kaufen. Geplant war, die Immobilie nur kurz zu halten und dann weiterzuverkaufen. Doch die Sache ging schief, Charlie und die Investoren verloren eine riesige Summe.

Dann musste Charlie feststellen, dass er mehr damit beschäftigt gewesen war, den Deal zustande zu bringen, als seine Mit-

Investoren mit der gebotenen Sorgfalt auszusuchen, was sich als großer Fehler erwies. Besonders einer von ihnen wollte nicht hinnehmen, dass Immobilien eine riskante Investition sein können. Nach dem Verlustgeschäft schickte er zwei Schläger, die in seinem Namen von Charlie vollen Schadenersatz forderten. Die beiden Herren waren sehr überzeugend. Charlie wusste, dass seine Kniescheiben und Rippen in Gefahr waren.

Er brauchte Zeit, um das Geld zusammenzubekommen, mit dem er den wütenden und gefährlichen Geschäftspartner auszahlen konnte. Ich riet ihm, eine Firma zu gründen und unterhalb des Radars zu leben, bis er seine »Schulden« begleichen konnte.

In einiger Entfernung von seinem Wohnort legte sich Charlie einen Hauptmietbriefkasten, eine Bluffbox, eine Safebox und eine Burnbox zu und besorgte alle weiteren Hilfsmittel, die er benötigte, um von der Bildfläche zu verschwinden. Er schickte seine Prepaid-Telefone, Guthabenkreditkarten und Dokumente über seine anderen Briefkästen an seinen Hauptbriefkasten. Er nahm nichts von diesen Dokumenten je mit in sein Haus oder Büro, weil er wusste, dass seine Verfolger dort einbrechen und sie finden könnten.

Sobald Charlie seine Briefkästen eingerichtet hatte, war es an der Zeit, einen Firmentyp zu finden, unter dessen Schirm er leben konnte. Er suchte im Netz – nicht von zu Hause oder einem Internetcafé aus, sondern über einen Hotspot. In einem Buchladen in einer anderen Stadt machte er sich handschriftlich Notizen aus Wirtschaftsratgebern. Schließlich entschloss er sich, eine Firma in Wyoming zu gründen. Er kontaktierte einen Anbieter, der Firmengründungen arrangierte, und erhielt alle dafür notwendigen Unterlagen zugesandt.

Für das Unternehmen wählte Charlie einen allgemeinen Namen, AAA Acme oder etwas in der Art. Er gab beim Bundesstaat Wyoming seinen Hauptbriefkasten als Adresse an, mit einer virtuellen Telefonnummer, die er bei jConnect eingerichtet hatte. Die Gründungsgebühr für die Firma zahlte er mit einer Guthabenkreditkarte.

Weil seine anderen Geschäfte weiterliefen, musste Charlie in Kontakt zu Kunden und Partnern bleiben. Er konnte nicht aufhören, Telefonanrufe zu tätigen, noch konnte er seinen vorhandenen Anschluss stilllegen, da er im Adressbuch vieler wichtiger Leute stand. Daher kaufte er mehrere Handys mit Guthaben-SIM-Karten, wobei er darauf achtete, kleinere Anbieter auszuwählen, Firmen ohne Kundenserviceabteilung, riesige nationale Datenbanken und rund um die Uhr besetzte Hotlines.

Wir nahmen Charlies altes Handy und nutzten dessen Rufweiterleitung, um Anrufer an eines seiner Prepaid-Handys zu vermitteln. Bei diesem nutzten wir *abermals* die Rufweiterleitungsfunktion, um die dort eingehenden Anrufe zu einem weiteren Prepaid-Mobiltelefon zu schicken, denn ein Personenfahnder, dem es gelang, sich unter einem Vorwand Zugang zu den Anruflisten von Charlies Haupthandy zu verschaffen, hätte eventuell die erste Nummer herausgekriegt, zu der die Anrufe weitergeleitet wurden, und wäre in dem Fall vielleicht sogar an die GPS-Daten dieses Handys herangekommen. Man kann nie vorsichtig genug sein. Charlie hatte eine Menge Telefone, die er im Blick behalten und aufladen musste, aber er konnte sich nun einigermaßen sicher sein, dass niemand, der sich Zugang zu den Anruflisten seiner alten Telefongesellschaft erschwindelte, seine gegenwärtige Kontaktnummer aufspüren würde.

Wenn er Kunden anrief, nutzte Charlie nur sein Prepaid-Handy. Um die Sicherheit weiter zu erhöhen, verwendete er eine Spoof-Karte, mit der er seine Anruferkennung fälschte: Bei den Angerufenen erschien nun eine britische Telefonnummer. Jeder Kunde, der seine Kennung sah oder die Wiederwahltaste drückte, musste glauben, dass sich Charlie in England aufhielt.

Langsam gelang es Charlie, das Geld zurückzuverdienen, um seinen Investor auszuzahlen. Er überlebte mit intakten Kniescheiben.

10 Wie man nicht verschwinden sollte

Ich hoffe, dass die letzten Kapitel Ihnen eine Vorstellung davon gegeben haben, wie man sicher, wohlbehalten und mit dem nötigen Elan abtauchen kann. Aber vielleicht hatten Sie den Eindruck, dass im Kapitel über den Start in ein neues Leben etwas fehlte. Was ist mit gefälschten Identitäten, möchten Sie wissen? Womöglich glauben Sie, dass der sicherste Weg, sich spurlos aus dem Staub zu machen, schlicht darin bestünde, Ihre alte Identität zu entsorgen und sich eine neue zuzulegen.

Falsch. Wenn Sie glauben, dass der Kauf einer falschen Identität ein gangbarer Weg ist, müssen Sie unbedingt dieses Kapitel lesen. Es handelt von den Fehlern, die Sie auf dem Weg zu einem Leben unter den Verschwundenen begehen können – und der Diebstahl oder die Fälschung einer Identität ist Fehler Nummer 1. Der zweite große Fehler ist der Versuch, ein Leben zu führen, das mehr oder weniger demjenigen gleicht, das Sie hinter sich gelassen haben.

Komplett alles aus Ihrem vorherigen Leben zu entsorgen – einschließlich Ihres Personalausweises und Reisepasses – oder nichts davon wegzuwerfen, das sind zwei Extreme, die Sie vermeiden müssen, wenn Sie sich erfolgreich in Luft auflösen wollen. Lassen Sie mich Ihnen veranschaulichen, warum das so ist.

Ich bin kein Waisenknabe und auch kein Paragrafenreiter, der sich stets peinlich genau an den Gesetzestext hält. Ich bin fest davon überzeugt, dass Sie das Recht haben, Ihrem bisherigen Leben Adieu zu sagen und zu verschwinden. Solange Sie niemandem damit wehtun oder die Rechte anderer verletzen, geht es mich nichts an, was Sie tun, nachdem Sie untergetaucht sind.

Dies vorausgeschickt, lassen Sie mich diese simple Wahrheit hinzufügen:

Eine falsche Identität anzunehmen ist eine schlechte Idee.

Wenn Sie nicht gerade ein Krimineller oder ein Spion sind, benötigen Sie keine neue Identität, um sicher und diskret zu verschwinden. Warum einen Betrug begehen, wenn Sie es gar nicht müssen? Das bereitet Ihnen nur Kopfzerbrechen, und wahrscheinlich werden Sie – Sie sind ja schließlich kein Krimineller – erwischt, selbst wenn Sie sich in den vielen Büchern und auf den zahlreichen Webseiten, die es darüber gibt, darüber schlaumachen, wie man es anstellt.

Früher war Identitätsdiebstahl eine relativ leichte Sache. Ein beliebter, etwas morbider Weg zu einer neuen Identität bestand darin, auf einem Friedhof das Grab eines Kindes zu suchen, das in etwa im selben Jahre geboren worden war wie man selbst. Mit dem Namen und Geburtsdatum des Kindes konnte man sich eine Geburtsurkunde, eine Rentenversicherungsnummer und schließlich einen Ausweis besorgen, schon hatte man eine nagelneue Identität.

Doch diese Methode klappte vor dem Computerzeitalter. Heute lassen sich durch automatisierte Systeme zentrale Lebensdaten, Sozialversicherungsnummern, Steuer-Identifikationsnummern, Melde- und Fahrzeughalterdaten abgleichen, sodass es die Behörden in der Regel im Nu herausfinden, wenn Sie die Identität eines Toten stehlen wollen. Wenn Sie auffliegen, müssen Sie mit einer empfindlichen Strafe rechnen und kommen unter Umständen sogar ins Gefängnis.

Jeden Tag erhalte ich E-Mails von Leuten, die meine Dienste in Anspruch nehmen wollen, damit ich ihnen neue Identitäten, Pässe, Führerscheine, Visa und Geburtsurkunden beschaffe. Ich weiß nicht, wie sie auf die Idee kommen, dass ich mich mit solchen Stümpereien befasse. Ich hege den Verdacht, dass die meisten dieser Anfragen von Polizeifahndern stammen, die nach Identitätsfälschern suchen – verständlich, das ist schließlich ihr Job. In den anderen, echten Fällen ist mir jedoch rätselhaft, warum immer wieder Leute glauben, dass ich solche Dienste über das Internet anbiete – oder sogar andeuten, ich hätte es schon einmal getan. Hier ein wichtiger Rat, den Sie beherzigen sollten:

Meiden Sie Leute, die über das Internet falsche Dokumente verkaufen. Sie wissen nicht, was sie tun.

Es gibt drei Wege, sich eine Identität zu verschaffen (außer derjenigen, mit der Sie geboren wurden, natürlich). Sie können eine kaufen, stehlen oder erfinden. Ich bin gegen die Verwendung falscher Identitäten. Sie sind verboten und stürzen Sie in Schwierigkeiten, wenn Sie bei ihrer Verwendung ertappt werden. Tatsächlich ist es wahrscheinlicher, dass ein Untoter aus dem Fernseher steigt und Sie beißt, als eine falsche Identität mit einer echten Ausweisnummer zu erhalten.

Neue Identität: Eine ganz neu geschaffene Identität hat eine Geburtsurkunde und eine dem Namen zugeordnete saubere Rentenversicherungsnummer. Diese Art von Identität würde man in einem Zeugenschutzprogramm erhalten.

Grabstein-Identität: Wie bereits beschrieben, wird diese Identität erfunden, indem man auf einem Friedhof das Grab eines verstorbenen Kindes sucht und sich mit den auf dem Grabstein angegebenen Daten dessen Geburtsurkunde beschafft. Das ist heutzutage sehr schwer geworden, aber einige kommen damit durch. Es ist eine makabre Methode und könnte Ihnen schlechtes Karma bescheren.

Falsche Identität: Eine Identität aus komplett gefälschten Dokumenten. Diese Art der Identität hat eine falsche Rentenversicherungsnummer und andere gefälschte Daten. Damit kann man sehr schön angeben, aber sonst nichts.

Gestohlene Identität: Eine von einer anderen Person gestohlene Identität. Erklärt sich von selbst.

Manchmal muss man die Dinge auf die schlichten Tatsachen herunterbrechen. Einige unter Ihnen mögen von der Schreckgestalt des »Nachzehrers« gehört haben, eine Art Zombie oder Vampir, der unter der Erde hockt und Leichen verzehrt und den Lebenden die Kraft aussaugt. Wenn Sie schon vom Nachzehrer gehört haben, werden Sie wohl niemanden kennen, der dieser Gestalt schon einmal wirklich begegnet ist. Oder vielleicht kennen Sie doch solche Leute, aber glauben Sie ihnen wirklich? Stellen Sie sich vor, ein Freund erzählt Ihnen, dass er eine Frau kennt, deren Bekannter angeblich weiß, wo Sie einen solchen Untoten finden und leibhaftig sehen können. Wenn Sie jetzt fasziniert sind und ein Treffen mit dem vermeintlichen Kontaktmann des Nachzehrers arrangieren, dann ist das in etwa so, als glaubten Sie einer Quelle, die behauptet, Sie könne Ihnen eine falsche Identität verkaufen.

Als Nächstes sitzen Sie mit falschem Schnurrbart und Brille in einer Wirtschaft in Schwabing und warten auf den Nachzehrer-Kontakt. Der Mann trifft ein und überwältigt Sie förmlich mit Geschichten von Nachzehrer-Sichtungen in ganz Deutschland. Er zeigt Ihnen ein paar verschwommene Fotos, aber Sie können nicht sagen, ob sie echt sind oder eine gekonnte Photoshop-Behandlung hinter sich haben. Ganz ähnlich wie die Papiere einer falschen Identität. Die Kontaktperson möchte jetzt erst Geld sehen, bevor sie mit Ihnen den Nachzehrer besucht. Das ist der entscheidende Augenblick, denn jetzt erweist sich, ob Sie ein halbwegs vernünftiger Mensch sind oder Fantastereien nachjagen.

Eins von drei Dingen wird nun geschehen: Entweder Sie machen einen Rückzieher, weil Sie es nicht glauben, oder Sie lassen sich betrügen, oder Sie werden wegen des versuchten Kaufs gefälschter Dokumente hochgenommen. Vielleicht glauben Sie, es gebe eine vierte Variante – nämlich dass der Kontakt die Wahrheit sagt und die Dokumente doch authentisch sind. Leider gibt es diese vierte Möglichkeit nicht, denn Sie haben ja gar keine Methode, um ihre Echtheit zu prüfen. Warum? Weil Sie kein Experte für Ausweispapiere sind.

Einige Bücher behaupten, das Geheimnis zur Erlangung einer neuen Identität zu verraten. Wenn Sie solcher Werbung aufsitzen und versucht sind, sie zu kaufen, gehen Sie doch bitte ein paar Absätze zurück und lesen die Passage noch einmal. Untote sind Fabelwesen, es gibt sie nicht! Die Autoren solcher Bücher setzen Ihnen nutzlose und gefährliche Flausen in den Kopf, um ihren Reibach zu machen. Wenn Sie ein Buch mit dem Titel *Hirnchirurgie für Dummies* kaufen, werden Sie sich etwa hinterher für einen Hirnchirurgen halten?

Sprechen Sie mir nach: Es gibt keine Untoten …

Gestehen Sie in einer E-Mail niemals Gesetzesverstöße

Wenn Sie Ihren Abgang planen und etwas Verbotenes tun, ob Identitätsbetrug oder etwas anderes, schicken Sie niemals jemandem eine Mail, in der Sie um Informationen über die Durchführung oder die Konsequenzen von illegalen Handlungen oder verbotenen Dienstleistungen bitten. Sie müssen davon ausgehen, dass jeder, den Sie kontaktieren, entweder ein verdeckter Ermittler ist oder Sie anzeigen könnte.

In der Hoch-Zeit meiner Tage als Personenfahnder wusste ich, dass ich in einer rechtlichen Grauzone operierte und eine Menge Ärger bekommen konnte, deshalb betrieb ich die Arbeit wie ein Drogengeschäft, will sagen: Ich war hochgradig paranoid. Ich arbeitete unter der Annahme, dass die Strafverfolgungsbehörden jeden meiner Schritte überwachten und mich jeder Kunde bei den Behörden anschwärzen konnte.

Ich bin sicher, Pablo Escobar oder der legendäre britische Drogenhändler Howard Marks schrieben niemals Fremden Briefe, um sich Rat für ihr Geschäft einzuholen. Wenn Sie das Gesetz brechen und Fersengeld geben müssen, tun Sie es im Alleingang.

Die Leute, die sich *wirklich* auf gefälschte Papiere spezialisiert haben, verkaufen sie nur von Angesicht zu Angesicht. Aber das bedeutet nicht, dass Sie jedem Kerl trauen können, der Ihnen in einer dunklen Gasse über den Weg läuft. (Ja, solche Dokumente werden tatsächlich in dunklen Gassen verkauft. In Großbritannien wurde kürzlich ein Fälscherring zerschlagen, der Pässe auf der Straße verkaufte.) Ganz gleich, von wem Sie kaufen, Sie können unmöglich wissen, ob Sie einen Pass mit einer noch gültigen Nummer oder einem korrekten Strichcode erhalten, den man tatsächlich auslesen kann. Was ist mit den Hologrammen? Das ist etwas anderes, als einer Barfrau falsche Zwanzig-Euro-Scheine anzudrehen. Hier geht es um richtig viel.

Vom Freund eines Freundes eine Identität zu kaufen mag wie eine sichere Wette erscheinen, aber das birgt wieder eigene Risiken. Vertrauen Sie dieser Person wirklich? Sie könnten mit Ihrer neuen Identität ein Bankkonto eröffnen und Ihre Lebensersparnisse einzahlen, nur um ein paar Wochen später einen Brief vom Finanzamt zu erhalten, dass Ihr Konto gepfändet wurde und Ihr Vermögen nun null Euro beträgt. Warum? Weil der Idiot, dessen Identität Sie angenommen haben, eine hohe Steuerschuld nicht beglichen hatte. Au Backe.

Was, wenn Ihre neue Identität vorbestraft ist? Was, wenn sie einem Terrorverdächtigen gehört, der auf der Flugverbotsliste steht? Stellen Sie sich vor, Sie fahren zum Flughafen und können nicht in Ihre neue Heimat fliegen. Ich glaube einfach nicht, dass es das Risiko wert ist.

Sagen wir, Sie gelangen durch ein Wunder an überzeugende, sauber gefälschte Papiere. Ich bin mir ziemlich sicher, dass es

Aspekte dieser Straftat gibt, die Sie noch nicht erwogen haben: Wie wollen Sie Ihre Ausweise überprüfen, um zu sehen, ob sie etwas taugen? Buchen Sie einen Auslandsflug und probieren Ihren Reisepass aufs Geratewohl beim Zoll aus? Fahren Sie absichtlich mit überhöhter Geschwindigkeit in eine schon von Weitem sichtbare Polizeikontrolle, um Ihren neuen Führerschein durch einen Polizisten überprüfen zu lassen? Stiefeln Sie mit Ihrer neuen Geburtsurkunde ins lokale Büro der Rentenversicherung und stellen im Alter von fünfunddreißig einen Antrag auf eine Versicherungsnummer mit der Begründung, dass Sie seit Ihrem fünfzehnten Lebensjahr in einer Höhle gehaust haben?

Der einzige Weg, Ihre neuen Ausweispapiere zu testen, besteht darin, sie zu benutzen. Sie müssen mit einem gefälschten Pass zum Zoll gehen. Wenn Sie das tun, sollten Sie besser ruhig Blut bewahren und nicht aussehen wie ein flüchtendes Opfer in einem Zombie-Film – gehetzter Blick, schweißtriefendes Gesicht –, damit Sie nicht sofort ins Hinterzimmer gebeten werden. Ich war dort schon einmal. Es ist eine ausgesprochen unangenehme Erfahrung, auf die Sie ganz sicher lieber verzichten wollen.

Als der langhaarige, ziegenbärtige, zwielichtig aussehende Typ, der ich bin, sind Durchsuchung und Befragung keine ungewöhnlichen Schikane, wenn ich mich auf einem Flughafen einfinde. Wahrscheinlich passe ich einfach in das Profil eines Drogenschmugglers. Vor ein paar Jahren nahm das Gesicht eines Zollbeamten, der bei meiner Rückkehr von einer Irlandreise in die USA meine Passdaten in den Computer eingab, einen komischen Ausdruck an. Er wies zur anderen Seite des Raums und sagte: »Nehmen Sie Ihr Gepäck und gehen Sie da rüber.« Ich befolgte die Anweisung. Mir schwante schon, dass es lustig werden würde.

Ein weiterer Zollbeamter kam herein und streifte sich Gummihandschuhe über. »Stellen Sie Ihre Tasche auf den Tisch, öffnen Sie den Reißverschluss und treten Sie zurück«, wies er mich an. Ich tat wie geheißen.

Er machte einen Satz zurück. »Was ist *das* denn?«, rief er. Es war die Zeit der Anthrax-Attentate.

»Babypuder«, erwiderte ich.

Während er meinen Pass genauestens unter die Lupe nahm, stellte er mir eine Litanei von Fragen. »Was haben Sie in Irland gemacht? Haben Sie dort Geschäftsleute getroffen? Waren Sie noch in einem anderen Land als Irland? Wo haben Sie übernachtet? Bei wem haben Sie gewohnt?«

Nachdem er sich über seinen Computer gebeugt und meine Passnummer eingegeben hatte, zog er eine ähnlich ratlose Miene wie der erste Beamte und rief einen Kollegen herbei, der ebenfalls auf den Schirm starrte. Dann gingen sie an einen anderen Computer und beschlossen, einen weiteren Beamten zurate zu ziehen.

Also sauste nach ein paar Minuten ein hoher Vorgesetzter in den Raum. Er nahm meinen Pass an sich und schritt wieder von dannen, während Nummer eins und zwei meine Sachen durchwühlten und mich mit immer weiteren Fragen traktierten. Ich war nervös. Ich hatte keine Ahnung, was vor sich ging. Ich versuchte, die Ruhe zu bewahren, aber im Hinterkopf dachte ich, wenn ich jetzt ruhig bleibe, werden sie denken, dass ich etwas zu verbergen habe. Also beschloss ich, nicht ruhig zu bleiben, aber wenn ich verängstigt wirke, ging es mir durch den Kopf, werden die erst recht glauben, dass ich etwas zu verbergen habe. Mir schossen tausend Gedanken gleichzeitig durchs Hirn, Schweißperlen kullerten mein Gesicht hinunter, dabei hatte ich gar nichts verbrochen. Mein Herz pochte.

Vierzig Minuten später kehrte der Vorgesetzte zurück und trat mit einer unfreundlichen Miene schnurstracks auf mich zu. Auch die anderen beiden Kerle starrten ihn gebannt an und warteten wahrscheinlich, sprungbereit, auf den Befehl: »Nehmen Sie den Mann fest!«

Der Oberzöllner gab mir meinen Pass zurück und entschuldigte sich halbherzig. Es war eine Verwechslung. Ich raffte all meine Habe zusammen und eilte nach draußen, um mich mit drei Tequilas zu beruhigen.

Ich weiß nicht, warum ich damals gefilzt wurde. Vielleicht gab es irgendeinen IRA-Terroristen mit meinem Namen. Aber ich hatte keine Wahl, als dort zu bleiben, bis sie mich wieder gehen ließen. Versuchen Sie das mit einem gefälschten Pass und schauen Sie, wie gut Sie durchhalten.

Noch einmal: Ich bin absolut gegen neue Identitäten. Stellen Sie sich vor, Sie sind jetzt Herr Wilhelm Wegner aus Baden-Baden und schlürfen gerade mit Ihrer Freundin und deren Familie Piña Colada, als Ihr bester Freund aus Schulzeiten auf sie zustürmt. Der Volltrottel ruft Sie bei Ihrem echten Namen, Klaus Hempel. Jetzt erklären Sie das mal den Anwesenden. Neue Identitäten sind wie russisches Roulette. Es ist nur eine Frage der Zeit, bis die falsche Kammer der Revolvertrommel an die Reihe kommt!

Schreddern Sie nicht Ihre gesamte Identität, wenn Sie untertauchen. Legen Sie sich ins Zeug, um Ihre offizielle Existenz so unsichtbar wie möglich zu machen, und führen Sie Ihre Verfolger mit einem Gewirr von Falschinformationen in die Irre.

Gleichzeitig sollten Sie jedoch sicherstellen, dass Sie *etwas* von Ihrem alten Leben zurückgelassen haben. Sie sollten die Stadt mit Ihrem echten Pass und Ihrer echten Geburtsurkunde verlassen, aber nehmen Sie nicht die Hobbys, Geschäftskontakte und Routinen mit, die Ihr altes Leben prägten. Warum? Detektive, die hinter Ihnen her sind, werden wahrscheinlich davon erfahren und mit diesen Anhaltspunkten im Hinterkopf nach Ihnen fahnden. So schwer es sein mag, sich damit abzufinden, um eine bittere Wahrheit werden Sie nicht herumkommen:

Zu verschwinden bedeutet, Ihren Lebensstil zu wechseln. Ändern Sie Ihre Interessen, Vorlieben und Steckenpferde, oder sie werden Ihr Untergang.

Als ich noch Kopfgeldjäger war, nutzte ich ständig Hinweise auf die Vorlieben und Hobbys meiner Zielpersonen, um ihnen auf die Schliche zu kommen. Eins meiner Lieblingsbeispiele ist der Fall eines schlauen Halunken.

Ein schlauer Halunke

Bevor in den USA jemand vor Gericht angeklagt werden kann, müssen ihm zuerst die Klageschrift und die Vorladung des Gerichts persönlich zugestellt werden. Ab und zu erhielt ich, wenn sich ein Beklagter einer solchen Zustellung zu entziehen versuchte, den Auftrag, ihn aufzuspüren und ihm die Gerichtsdokumente zu übergeben. Ich war nie ein großer Freund des amerikanischen Rechtssystems, aber zu einer schönen Herausforderung konnte ich noch nie Nein sagen, und so kamen über die Jahre so einige knifflige Zustellungsaufträge dieser Art zusammen.

Einer dieser Fälle war ein schlauer Halunke, ein Kunsthändler, der sich geweigert hatte, einen Oldtimer zu bezahlen, den er auf einer Auktion für 400 000 Dollar ersteigert hatte. Das Auktionshaus reichte Klage ein und beauftragte mich damit, den Burschen aufzuspüren, um ihm die Klageschrift und die Vorladung des Gerichts persönlich auszuhändigen.

Wie ich herausfand, lebte er in einem Stadthaus in Manhattans Lower East Side. Ein schmiedeeisernes Tor schützte seine Galerie und sein Heim vor zudringlichen Besuchern. Die Galerie war nicht öffentlich zugänglich und konnte nur nach Vereinbarung besichtigt werden. An ihn heranzukommen würde sich ziemlich schwierig gestalten, denn um die meisten Besucher der Galerie kümmerte er sich nicht persönlich, und ich konnte ja nicht einfach in seine Privaträume stürmen und ihm die Dokumente auf den Tisch knallen.

Das alles geschah ein paar Wochen nach dem Tod von Keith Haring, dem gefeierten Pop-Art-Künstler, der durch seine

»Subway Drawings« in den Gängen der New Yorker U-Bahn zu Ruhm gelangt war. Ich rief bei dem Halunken an, stellte mich als Pat Brown vor und gab vor, eine Familie zu vertreten, die einige Zeichnungen von Keith Haring zum Kauf anbiete.

Er bat mich, ihm ein paar Polaroidfotos der Zeichnungen zu schicken. »Ich habe nur einen Satz davon«, erwiderte ich. »Wenn Sie selbst kein Interesse haben, könnten Sie mir wohl jemanden nennen, den die Arbeiten interessieren würden?« Ich wusste, dass Kunsthändlern bei der Aussicht, Zeichnungen von Haring zu ergattern, der Mund wässrig wurde.

Er schlug mir vor, zu seiner Galerie zu kommen.

Ich fuhr zu dem Stadthaus und klingelte, doch statt des gewieften Halunken erschien nur sein Lustknabe, begrüßte mich und bat um die Fotos. Ich stand zwischen dem schmiedeeisernen Tor und der Eingangstür des Hauses. »Ich gebe sie nicht aus der Hand«, antwortete ich, »es ist mein einziger Satz.«

Er versicherte mir, dass er dem Händler die Fotos nur kurz zeigen würde und ich ja so lange draußen warten könne.

»Nein«, sagte ich. »Sie vergeuden meine Zeit.« Ich machte Anstalten, auf dem Absatz umzukehren, da trat ein älterer Weißer aus dem Haus, dessen Gesicht dem Foto von der Auktion ähnelte. Mein Herz schlug schneller, aber ich hielt meine Fassade aufrecht.

»Verschwenden Sie nicht meine verdammte Zeit«, maulte er. Er kam auf mich zu, stellte sich vor und lud mich in die Galerie ein. Ich hielt den Umschlag in der Hand, voller Fotos, wie er annehmen musste. Weit gefehlt! Wir gingen hinein, die Galerietür hinter mir begann sich langsam zu schließen, da erkannte ich zu meinem Schreck, dass es eine jener automatischen Türen war, die sich nur per Knopfdruck öffnen ließen. Verdammt!, dachte ich. Ich musste die Sache sofort zu Ende bringen.

»Sind Sie Mr X?«, fragte ich noch einmal.

Wieder bejahte er.

Ich warf ihm den Umschlag zu. »Dann haben Sie hiermit die Klageschrift gegen Sie erhalten!«

Sein Gesicht färbte sich flamigorosa: weiß vor Schreck, rot vor Wut. Füße, lasst mich jetzt bloß nicht im Stich, dachte ich. Ich bekam die Tür zu fassen, noch bevor sie ins Schloss fiel, und stürzte nach draußen. Er war direkt hinter mir, möglicherweise quoll Qualm aus seinen Ohren. Zum Glück ließ sich die Haustür problemlos öffnen.

Auf dem Bürgersteig rannte ich geradewegs den Block hinunter. Der Halunke war mir dicht auf den Fersen, brüllte und fuchtelte mit den Händen durch die Luft. Ich erhöhte das Tempo, aber nur kurz, dann nahm ich keuchend zu einem bewährten New Yorker Hilfsmittel Zuflucht und warf die Mülltonnen hinter mir um. Er fing an, Tonnendeckel wie Frisbee-Scheiben hinter mir herzuschleudern.

Schließlich sausten die Prozessdokumente an mir vorbei und ich bog rechts in die Lexington Avenue. Nachdem ich mich eine Weile zwischen Schlipsträgern hindurchgeschlängelt hatte, duckte ich mich in eine Bar und bestellte drei Tequilas. Ich hatte einen weiteren Tag überlebt.

Was ist die Moral von der Geschichte? Bei seinem Versuch zu »verschwinden« hatte der Halunke eine Flanke offen gelassen. Er wohnte zwar an einem nicht eingetragenen Wohnsitz und verbarg sich vor Fremden, aber er konnte es nicht lassen, weiter Kunst zu sammeln, was bedeutete, dass jeder, der von seiner Neigung wusste, mit einer kleinen List ein Vier-Augen-Gespräch arrangieren konnte. Wenn Sie selbst verschwinden möchten, hören Sie auf, all die Dinge zu tun, die andere von Ihnen erwarten würden. Geben Sie sich keine Blöße, und um Himmels willen:

Googeln Sie sich nicht selbst, nachdem Sie sich aus dem Staub gemacht haben.

Nachdem Olivia Newton-Johns Exliebhaber Patrick McDermott verschwunden war, versuchten die gewitzten Rechercheure der NBC-Kriminaldoku *Dateline*, ihn mit einer Webseite namens »Find Patrick McDermott« aufzuspüren. Und siehe da, ein paar Wochen später erhielt die Webseite zahlreiche Aufrufe aus der Nähe von Acapulco, Mexiko, dem Ort, an dem sich McDermott versteckt hielt. Seine Eitelkeit hatte ihn verraten.

Einfach Sie selbst sein: Das ist das Gegenteil dessen, was Sie tun sollten, sobald Sie untergetaucht sind. Ich kenne zahlreiche Anekdoten, die das belegen: der Bücherwurm, der seine Buchklubmitgliedschaft zu seinem neuen Wohnort in der Dominikanischen Republik mitnahm; der Feinschmecker, der es nicht lassen konnte, sich seine Lieblingsgerichte ins Haus liefern zu lassen. Sie alle habe ich aufgespürt. Nutzen Sie Ihr Verschwinden als willkommenen Anlass, etwas Neues auszuprobieren!

11 Schützen Sie sich vor Identitätsmissbrauch

Womöglich haben Sie bei der Lektüre der vorangegangenen Kapitel gedacht, dass all dies Sie nicht betrifft: Sie sind kein Krimineller; Sie versuchen nicht fortzulaufen; Sie müssen weder Ihr Land noch auch nur Ihre Stadt verlassen. Niemand ist hinter Ihnen her.

Wenn das so ist, umso besser! Dennoch habe ich eine Neuigkeit für Sie: Es wäre nicht verkehrt, wenn Sie trotzdem ein wenig abtauchen würden. Ja genau, ich meine Sie persönlich. Firmen kaufen und verkaufen ständig Ihre Daten und handeln damit, und Geschäfte, die gestern zur Folge hatten, dass Sie auf irgendeiner ärgerlichen Mailing-Liste oder in einer Datenbank für Telefonmarketing gelandet sind, könnten morgen zum Missbrauch Ihrer Identität und zu Ihrem finanziellen Ruin führen. Möchten sie wirklich Ihre Kontaktinformationen, Ihre Bonitätsbewertung, Ihr Alter und Ihre familiären Bindungen vor aller Welt im Internet ausgebreitet sehen? Wozu sollte das wohl gut sein?

In diesem Kapitel geht es also darum, gewissermaßen »ein bisschen« zu verschwinden, weniger sichtbar und damit auch weniger angreifbar zu werden für Identitätsdiebe. Um sich gegen die Verletzung Ihrer Privatsphäre und den Missbrauch Ihrer Identität zu wappnen, müssen Sie Ihren digitalen Fußabdruck verkleinern: die Informationen, die über Sie im Umlauf sind, ausdünnen und verbergen.

Definieren wir als Erstes Identitätsdiebstahl:

Identitätsdiebstahl ist die missbräuchliche Nutzung personenbezogener Daten durch Dritte zur Erlangung finanzieller oder anderer Vorteile.

Es gibt verschiedene Formen des Identitätsmissbrauchs:

Diebstahl der Firmen-Identität: Dies ist der Fall, wenn ein Krimineller Ihren Firmen- oder Markennamen zur Erzielung eines finanziellen Vorteils nutzt. Mafiosi tun das ständig. Schuldet ein Restaurantbesitzer ihnen Geld, verlangen sie Zugriff auf die Firmenkreditkarten. Dann reizen sie den Kreditrahmen aus, indem sie Steaks oder Hummer kaufen, auf dem Schwarzmarkt weiterverkaufen und die Erlöse einstreichen, während der arme Gastwirt auf den Schulden sitzen bleibt.

Krimineller Identitätsklau: Wenn ein Straftäter verhaftet wird und sich für Sie ausgibt, sind Sie es, gegen die oder den Anklage erhoben wird.

Das ist in den USA manchmal lächerlich einfach. Kürzlich las ich eine Geschichte über einen Teenager namens Armon aus New Orleans. Er wohnte bei seinen Eltern, ein stiller, schüchterner Junge, der noch kein Auto fuhr – und doch erhielt er eines Tages ein Schreiben des Verkehrsgerichts, er solle sich wegen Fahrens ohne Führerschein verantworten. Einige Wochen später kam ein weiterer Brief: Seine Verurteilung wegen des illegalen Besitzes von Marihuana könne auf Bewährung ausgesetzt werden, wenn er sich einer Behandlung unterzöge. Er war fassungslos.

Dann schlug er die Zeitung auf und entdeckte einen Artikel über einen anderen Teenager, der im Bezirksgefängnis saß. Der Bursche im Knast behauptete, er heiße Armon Mosadegh, genau wie der Junge. Wegen Armons ungewöhnlichem persischen Nachnamen konnte es sich hier nicht um einen Zufall handeln. Der Teenager im Gefängnis täuschte vor, der richtige Armon zu sein.

Wie sich herausstellte, war ein alter Freund von Armon auf die schiefe Bahn geraten und gab bei der Polizei den Namen seines früheren Kumpels an. Er führte keinen Ausweis mit sich und kannte Armons Adresse auswendig. Die Polizisten waren dumm genug, ihm die falsche Identität abzukaufen. Als der unschuldige Armon die Verwechslung entdeckte, war sein Freund schon wieder aus dem Gefängnis entlassen worden und unauffindbar. Armon musste bei Gericht einen Antrag stellen, seinen Namen von den Vorstrafen zu entlasten, andernfalls wäre er bei jeder künftigen Jobsuche als Straftäter aufgefallen.*

Finanzieller Identitätsmissbrauch ist die Form des Identitätsklaus, von der am häufigsten zu hören ist. Hier bedienen sich Kriminelle Ihrer soliden Kreditwürdigkeit, um Kreditkarten, Schecks, Darlehen und andere finanzielle Vorteile zu erlangen. Es vergeht kaum ein Tag, an dem darüber nicht irgendeine Nachricht zu lesen ist. Die Chancen stehen gut, dass auch Ihre finanziellen Daten eines Tages missbraucht werden, ob jemand die Daten Ihrer Kreditkarte stiehlt und damit an einer Tankstelle wie verrückt Lottoscheine kauft oder etwas viel Schlimmeres anstellt, etwa indem er eine American-Express-Karte mit einem Verfügungsrahmen von dreißigtausend Dollar auf Ihren Namen beantragt.

Vielfach, und auch hier, wird die Aneignung einer fremden Identität als »Identitätsdiebstahl« bezeichnet, aber das Wort »Missbrauch« trifft den Sachverhalt besser. Es kommt, wenn auch selten, vor, dass Kriminelle die ganze Identität einer lebenden Person annehmen, einschließlich falscher Pässe und Geburtsurkunden. Wer einen solchen Identitätsmissbrauch betreibt, gibt sich als jemand anders aus, nicht nur auf dem Papier, sondern gegenüber fast allen, die er oder sie kennt, fast jeden Tag seines Lebens.

Fast noch beängstigender ist die Methode, Identitäten zu vermischen. So könnte ein Krimineller bestimmte Teile und Daten

* Vgl. David Winkler-Schmidt, »Mistaken Identity at Orleans Parish Prison«, *The Gambit*, unter: https://www.bestofneworleans.com/gambit/mistaken-identity-at-orleans-parish-prison/Content?oid=1255786.

Ihrer Identität mit einem anderen Namen und Geburtsdatum kombinieren. Das Ergebnis sind zwei Identitäten unter einer Personenkennung und damit zwei Bonitätsnoten, zwei Führungszeugnisse, zwei Fahrzeughaltereinträge etc. Solche widerrechtlichen Aneignungen von Teil-Identitäten sind sehr schwer aufzuspüren, weil der Eindringling ein anderes Kreditprofil haben wird, und es könnte Monate oder Jahre dauern, bis Sie entdecken, dass jemand Ihre finanzielle Reputation schädigt. Sollten Teile Ihrer Identität von einem Unbekannten missbraucht werden, rate ich Ihnen, einen Privatdetektiv einzuschalten, um den Dieb aufzuspüren.

Auch der Missbrauch von Krankenkassenkarten ist nicht so selten, um sich etwa eine medizinische Behandlung zu erschleichen, manchmal mit Zustimmung des Karteninhabers. Dies gilt in Ländern wie Deutschland mit einer allgemeinen Krankenversicherungspflicht vor allem für Illegale, es ist in den USA aber deutlich verbreiteter, da viele Menschen hier nicht ausreichend krankenversichert sind. Bei Zwillingsschwestern etwa, von denen die eine beschäftigt und über den Arbeitgeber sozialversichert, die andere dagegen arbeitslos ist und keine Krankenversicherung besitzt, könnte sich die Arbeitslose die Karte der Schwester leihen, um sich ärztlich behandeln zu lassen.

Ehrlich gesagt habe ich dafür Verständnis angesichts des Zustands des amerikanischen Gesundheitssystems. Aber wenn ein Fremder in den USA die Daten eines anderen für eine teure medizinische Behandlung missbraucht, kann die Krankenkasse die Beiträge des Opfers empfindlich erhöhen, ganz zu schweigen von der Schwierigkeit, künftige Zusatzversicherungen abzuschließen angesichts der bekannten »früheren Leiden«.

Die genannten Formen des Identitätsmissbrauchs sind relativ leicht zu begehen – außer vielleicht die Übernahme einer kompletten fremden Identität, denn dazu braucht man Geld und die Entschlossenheit, sich alle nötigen Papiere illegal zu beschaffen und eine neue Existenz als jemand anders zu beginnen. Kriminelle können sich Ihre Daten leicht aus einer Reihe von Quellen beschaffen: aus Ihrer Post, Ihrem Müll, durch das doppelte Durchziehen Ihrer Kreditkarte in einem Einzelhandelsgeschäft[*] oder das Erschwindeln von Auskünften vom Kundendienst Ihres Kreditkartenanbieters.

Kann man den Missbrauch der eigenen Identität verhindern? Letztlich wahrscheinlich nicht. Aber man kann ihn Kriminellen erschweren, indem man einige Techniken anwendet, um »digital abzutauchen«. Folgendes könnten Sie tun:

Bekämpfen Sie Betrug mit Betrug.

Es kann nicht schaden, wenn Sie Ihre Daten ein wenig verfälschen. Führen Sie überall, wo Sie Ihre Daten hinterlassen, kleine Fehler ein, »korrigieren« Sie Ihre alten Angaben nachträglich, indem Sie Ihren Namen falsch buchstabieren. Sucht ein Dieb später diese Informationen, wird er sie nicht finden beziehungsweise nicht verwenden können, um sie für seine eigenen Zwecke zu missbrauchen. Wann immer Sie irgendwo ein neues Kundenkonto eröffnen – sei es bei einer Telefongesellschaft, einem Online-Videoverleih oder der örtlichen Bücherei, versuchen Sie, nach Möglichkeit überhaupt keine Informationen herauszurücken. Fragen Sie, was absolut unabdingbar ist, und geben Sie nichts anderes von sich preis.

* Viele Einzelhändler in den USA sammeln Daten ihrer Kunden, indem sie Kreditkarten nicht nur beim Bezahlvorgang in das Lesegerät stecken, sondern im Anschluss daran noch durch ein zweites Lesegerät ziehen, wodurch sie detaillierte Informationen zum Kartenbesitzer und seiner Kaufhistorie erhalten, Informationen, die von Hackern relativ leicht erbeutet werden können. Überall bieten Einzelhändler, die ihre Daten drahtlos übertragen, eine Angriffsfläche für Datendiebe. (Anm. d. Übers.)

Franks weiser Rat

Es nervt mich, wenn ich bei der Telefongesellschaft, dem Kabel-TV-Anbieter oder dem Kreditkartenunternehmen anrufe und man mich bittet, meine Daten zu aktualisieren. Man kann heute nicht einmal mehr in ein Kaufhaus gehen, ohne dass man nach der Postleitzahl oder gar der E-Mail-Adresse oder Telefonnummer gefragt wird – personenbezogene Informationen, die dort natürlich längst bekannt sind, falls Sie eine Kundenkarte besitzen. Brauchen die Unternehmen wirklich all diese Informationen? Die Antwort lautet: Nein. Es scheint, dass sich viele Unternehmen heute mehr darum kümmern, Daten über uns zu sammeln, als die Dienste zu verbessern, für die sie werben.

Wenn Sie es nicht vermeiden können, personenbezogene Daten herauszurücken, verändern Sie diese ein wenig. Wenn Sie im August 1972 geboren wurden, verlegen Sie Ihr Geburtsdatum in den September 1969. Wenn der Kundenbetreuer fragt, wo Sie arbeiten, geben Sie ihm die Telefonnummer der örtlichen Staatsanwaltschaft. Wenn Sie um Ihre Heim-, Arbeits- oder Mobiltelefonnummer gebeten werden, geben Sie die Lieferservicenummer Ihrer Pizzeria, des Falafelstandes oder des China-Restaurants an (dann wissen die Datenwölfe wenigstens, wo man in Ihrer Gegend schmackhaftes Fast Food bekommt).

Sie sollten sogar überlegen, ob Sie bei amtlichen Personenkennzahlen wie der Rentenversicherungsnummer und Ähnlichem nicht die letzten Ziffern verdrehen. Das mag nicht legal sein, aber es tut auch niemandem weh, und auf diese Weise können Sie sicher sein, dass Diebe nie korrekte Daten von Ihnen abgreifen.

Viele Firmen bieten einen gesonderten Passwortschutz für ihre Kundenkonten. Ich werde oft gefragt, ob das einen Unterschied macht. Die Wahrheit ist: Manchmal ja, manchmal nein, aber es ist besser, ein Passwort zu haben als keins. Es ist eine weitere Barriere zwischen einem Dieb und Ihren Daten.

Passwörter sind ein Plus.

Welches Passwort Sie auch wählen, sorgen Sie dafür, dass es sicher ist und Sie die folgenden verbreiteten Fehler vermeiden: Kindernamen, Haustiernamen, Geburtstage, das Wort »Passwort«, Ihr Hobby, den Mädchennamen Ihrer Mutter, Ihre Lieblingsmannschaft. Nutzen Sie auch nicht dasselbe Passwort für jedes andere Konto von Facebook über Ihr E-Mail-Konto bis hin zu Ihrem PayPal-Konto.

Mehrere Firmen motzen heute ihre Programme zum Schutz der Kunden-Identitäten auf, aber sie müssen mich erst noch überzeugen, dass sie damit Datenmissbrauch wirklich unterbinden. Es handelt sich zumeist um eine Sicherung durch Abfrage einer Bestätigung – aber es ist beileibe nicht so, dass Datendiebe plötzlich vom Antlitz der Erde verschwinden, nur weil eine zusätzliche kleine Barriere aufgebaut wurde.

Manche dieser Dienste kosten sogar Geld. Zum Beispiel wird eine monatliche Gebühr fällig, wenn Sie die Kaufhistorie Ihrer Kreditkarte schützen wollen, was die Kreditkartenunternehmen meiner Meinung nach kostenlos tun sollten. Aber ich muss zugeben, dass diese Dienste nicht teuer sind und die Kunden auf Einbruchsversuche aufmerksam machen können, bevor diese verheerende Folgen haben.

Behalten Sie im Hinterkopf, dass kein Service oder Programm Sie jemals so gut schützen kann wie Sie selbst mit ein wenig Achtsamkeit und gesundem Menschenverstand.

Gehen Sie mit dem Schutz Ihrer Privatsphäre nicht schlampig um.

Ich habe erlebt, wie Leute auf Flughäfen mit ihren Kreditkartenunternehmen telefonierten. Mitten in der Wartehalle brüllten sie ihren Namen, ihr Geburtsdatum und ihre Kundennummer in die Muschel. Jeder, der zuhörte, hätte sich alles notieren und die Daten nutzen können, während der Kartenbesitzer in der Luft war. Seien Sie vorsichtig, wo Sie Ihr Telefonbanking betreiben. Rufen Sie Ihren Kreditkartenanbieter oder Ihre Bank nicht von öffentlichen Plätzen aus an, es sei denn, es ist unvermeidlich – ziehen Sie sich in dem Fall in eine Toilettenkabine zurück und flüstern Sie beim Sprechen.

Blicken Sie sich um, wenn Sie Ihre Kreditkarte benutzen oder am Geldautomaten stehen. Gauner lungern oft auf öffentlichen Plätzen mit Kameras herum, schießen Fotos von Leuten, die ihre Kreditkarten zücken und ihre PIN eingeben. Wenn Ihre Kreditkartennummer auf dem Foto zu erkennen ist, sagen Sie Ihrem Geld Lebewohl.

Achten Sie darauf, was ein Kundenmitarbeiter Sie fragt. Manchmal greifen Angestellte in der Verwaltung der Anbieter Daten ab, nachdem sie eine Transaktion bearbeitet haben. Wenn Sie mit einem Mitarbeiter sprechen und das Gefühl haben, dass er mehr abfragt, als er wissen muss, bitten Sie darum, zur Vorgesetzten durchgestellt zu werden, und berichten Sie dieser von der Unterhaltung.

Nutzen Sie Ihre Kreditkarte nicht in einem Laden, wo Sie sie nicht selbst durch das Lesegerät ziehen können oder den Kassierer dabei im Blick haben. Andernfalls können Sie nie sicher sein, ob er sie nicht zweifach durchzieht: durch das Lesegerät für die echte Transaktion und ein weiteres Mal durch ein verstecktes Gerät, um Ihre Daten abzufischen. Wenn Sie in einem der wenigen verbliebenen Tante-Emma-Läden sind, die kein Kundenlesegerät haben, zahlen Sie in bar.

Restaurants und Bars sind ebenfalls riskant. Kellnerinnen, Ober und Barkeeper nehmen Ihre Karte meist mit und ziehen sie am Tresen durch, wo sie leicht auch in einem weiteren Gerät ausgelesen werden kann – oder jemand mit Papier und Bleistift die Kartennummer, das Gültigkeitsdatum und den Sicherheitscode notieren kann. Zahlen Sie für Ihr Essen in bar.

Sie mögen es nicht, überallhin Bargeld mitzuschleppen? Machen Sie es wie meine prominenten Kunden:

Nutzen Sie Prepaid-Kreditkarten.

Ganz recht, Guthabenkarten. Sie mögen kein bewunderndes *Oho!* ernten, wenn Sie Ihre Viabuy, Payback oder InsideCard zücken, aber anders als Ihre Freunde, die mit ihrer Visa- oder MasterCard unterwegs sind, können Sie nachts ruhig schlafen, weil Sie wissen, dass Ihre Kreditkarte sicher ist.

Es sollte Ihnen nicht peinlich sein. Alle meine prominenten Kunden nutzen Guthabenkarten. Sie lassen sie sich zu einem Mietbriefkasten schicken und von einem Assistenten in einem örtlichen Supermarkt aufladen. Kein Getue, kein Betrug.

Ein Mietbriefkasten? Ja, das ist es, was berühmte Leute besitzen, um ihre Post privat zu halten, und auch Sie sollten sich überlegen, einen privaten Briefkasten zu mieten. Es ist lächerlich einfach für Diebe, wichtige Mitteilungen aus Ihrer Post zu stehlen. Wenn Sie in einem Einfamilienhaus wohnen, ist die Chance groß, dass Ihre Post in einen nur schwach gesicherten Briefkasten am Gartentor oder -zaun geworfen wird. Ein Dieb kann einfach vorbeigehen, das Schloss mit einem Draht öffnen und sich ein paar Ihrer Rechnungen schnappen. Wenn er klug ist, wird er sie am nächsten Tag zurück in Ihren Briefkasten werfen, nachdem er sie geöffnet, kopiert und alles wieder versiegelt hat. Sie werden nie von dem Diebstahl erfahren, bis es zu spät ist. Es ist wirklich leicht, solche Schlösser aufzubekommen (nicht dass ich aus Erfahrung spräche …). Deshalb:

Ihr bester Schutz für Ihre Post ist immer ein nicht zu knackender, nicht durch Schwindeleien angreifbarer privater Mietbriefkasten.

Selbst wenn es jemand schafft, Ihren Schlüssel zu stehlen, gibt es in den Postfachhallen stets viele Menschen und reichlich Videokameras rund um die Uhr. Sie können denjenigen, der Sie zu bestehlen versucht, festnageln.

Wenn Sie meinen Rat nicht befolgen möchten, gut – aber bitte, bitte: Geben Sie Ihre Briefe nicht der Briefträgerin oder Ihrem Kollegen mit (falls diese sie überhaupt annehmen). Sorgen Sie dafür, dass Ihre Schecks, Ihre Mitteilungen an die Krankenkasse oder Steuerbehörde niemals in die falschen Hände gelangen können. Wenn Sie keine minimalen Sicherheitsvorkehrungen treffen, warum sollten Sie dann überhaupt dieses Buch lesen?

Sie können sich keinen Mietbriefkasten leisten?

Stellen Sie auf elektronische Rechnungen um.

Zahlen Sie alles online (ich gehe davon aus, dass Ihre Versorgungsunternehmen sichere Webseiten haben). Wenn Sie sich für elektronische Rechnungen entscheiden und online bezahlen, sollten Sie als Erstes den Textbenachrichtigungsdienst aktivieren, sodass Sie SMS-Meldungen aufs Handy oder E-Mails bekommen, sobald eine Transaktion mit Ihrer Kreditkarte, PayPal und anderen Bezahldiensten erfolgt ist. Sie wissen dann sofort, ob jemand Ihre Karte missbraucht hat – und umgekehrt wissen Sie, dass jemand Ihr Konto gehackt hat, wenn Sie einen Kauf tätigen und *keine* Textnachricht erhalten.

Die Benachrichtigungsfunktion per Textbotschaft zu aktivieren ist nur dann eine gute Idee, wenn Sie ein normaler Mensch sind, dem kein Privatermittler, Stalker oder die Polizei auf den Fersen ist. Wenn es einem Verfolger gelingt, die Mitteilungsliste abzufischen, wird er oder sie aus den Orten Ihrer Käufe auf Ihren Aufenthaltsort schließen können.

Lassen Sie sich elektronische Rechnungen nicht zu derselben E-Mail-Adresse schicken, die Sie für die Kommunikation mit Ihrer Arbeitsstelle, Ihren Freunden und Ihrer Familie nutzen. Legen Sie eine separate E-Mail-Adresse an, die Sie nur für Rechnungen verwenden. Stellen Sie sicher, dass diese E-Mail-Adresse nicht Ihren Vor- oder Zunamen enthält oder irgendein anderes offenkundiges Personenkennzeichen.

Wenn Sie nicht sonderlich besorgt sind, dass jemand Ihre persönlichen Daten ausspäht, können Sie auch nur eine E-Mail-Adresse für Ihre gesamten Online-Rechnungen anlegen – aber ändern Sie regelmäßig das Passwort und verwenden Sie eine Mischung aus Zahlen, Buchstaben und Sonderzeichen.

Lernen Sie all Ihre Passwörter auswendig. Schreiben Sie sie auf Papier nieder und bewahren Sie sie an einem sicheren Ort auf, etwa in einem Tresor. Speichern Sie die Passwörter nicht auf Ihrer Festplatte. Computer sind zu leicht zu hacken – behandeln Sie sie mit Respekt und einer gesunden Dosis Argwohn.

Das bringt mich zum nächsten Punkt: Computer. Ich bin kein großer Computerfan. Haben Sie je die Serie *Battlestar Galactica* gesehen? Darin haben wild gewordene Roboter mit Angriffen auf Städte und das Militär die Menschheit beinahe ausgelöscht, bloß ein Raumschiff ist übrig geblieben, weil sein grauhaariger Kapitän der Technologie nicht über den Weg getraut und sich geweigert hat, seine Bordcomputer mit dem Hauptrechner der Armee zu verbinden. Nur weil sich der Kapitän dagegen gesträubt hat, bei dem ganzen technologischen Unfug mitzumachen, überlebt er die Roboter-Apokalypse. Ich versuche, so zu sein wie der Kapitän. Sie sollten es auch.

Ein Computer ist veraltet fast im selben Moment, in dem Sie ihn kaufen; ich nehme daher an, dass Sie sich alle paar Jahre einen neuen zulegen. Wenn Sie den alten wegwerfen, stellen Sie ihn nicht einfach an die Straße oder spenden ihn der Wohlfahrt, nachdem Sie Ihre Dateien in den »Papierkorb« von Windows verschoben und dann gelöscht haben. Diebe durchstöbern ständig Mülltonnen und durchforsten ausrangierte Computer nach verwertbaren Daten – und die meisten von uns machen ihnen die Arbeit leicht. Es gibt Leute, die ihren Computer einfach auf dem Bürgersteig abstellen, und viele bieten ihn auf eBay an mit dem Hinweis »funktioniert«. Aus meiner Sicht ist das dumm, zumindest aber fahrlässig.

Es gibt Software, sogar einige kostenlose Programme, die angeblich die Festplatte sicher löschen, aber wer weiß, ob dabei wirklich alle Daten vernichten werden? Ich nicht. Deswegen bereinige ich das Problem auf meine eigene Weise.

Franks Tipps, wie man eine Festplatte killt

1. Nehmen Sie einen schweren Hammer und schlagen Sie damit so lange auf die Festplatte ein, bis sie zerbirst. Nehmen Sie eine starke Bohrmaschine mit Metallbohrern und durchlöchern Sie damit die Scheibe im Inneren mehrfach.
2. Erleichtern Sie sich die Arbeit, indem Sie die Festplatte mit einem Kälteschockspray so lange vereisen, bis sie weiß ist. Mit ein paar Hammerschlägen zerspringt sie dann leicht in viele Stücke, die Sie auf möglichst viele Mülleimer verteilen sollten.
3. Herkömmliche Festplatten von Notebooks sind aus Glas und zerspringen bei Gewalteinwirkung leicht – Sie hören es am Scheppern. Wenn Sie ganz sichergehen wollen, öffnen Sie im Anschluss das Gehäuse und entsorgen Sie die Splitter wieder in verschiedenen Mülleimern.
4. Bei modernen Solid State Drives (SSD, Halbleiterlaufwerke) sorgen schon ein paar beherzte Hammerschläge für irreparable Schäden.

Mit ähnlichem Argwohn sollten Sie jedes alte Mobiltelefon betrachten. Ob Sie es in den Müll werfen oder einem Freund schenken, löschen Sie das Telefonbuch und setzen Sie das Gerät auf die Werkseinstellungen zurück. Sie wären überrascht, was ich im Lauf meiner Karriere alles aus Handys herausfischen konnte: nicht nur Kontaktinformationen, sondern auch E-Mail-Adressen, Passwörter, Textmitteilungen und Anrufprotokolle.

Verfügt Ihr Handy über automatische Texterkennung? Ziemlich cool, wie schnell solche Programme neue Wörter und Sätze lernen, nicht wahr? Nun, wenn ich Ihr altes Handy finde und entdecke, dass Ihre am häufigsten verwendeten Wörter »Guadalajara«, »Bankkonto«, »Schmuggel« und »Millionen« sind, stecken Sie in Schwierigkeiten.

Ich bin sehr ungeschickt und neige dazu, meine Mobiltelefone fallen zu lassen. Ich habe eine ganze Schublade voller kaputter Handys. Wenn ich dazu komme, stecke ich sie in einen Sack, schlage wie ein Neandertaler mit einem Vorschlaghammer darauf ein und entsorge danach die Einzelteile. Gewiss, das ist keine technisch anspruchsvolle Lösung, aber es ist der beste Weg, den ich kenne, um meine Anruflisten vor neugierigen Blicken zu verbergen.

Mein Grundsatz lautet:

Wenn du es nicht mehr brauchst, vernichte es.

Das gilt für Unterlagen ebenso wie für elektronische Geräte. Wenn Sie Rechnungen, Vertragsentwürfe oder andere sensible Dokumente mit der Post erhalten, besorgen Sie sich einen Reißwolf und entsorgen Sie das Material, sobald alles erledigt ist. Nehmen Sie bloß nicht das billigste Gerät mit Streifenschnitt, sondern einen guten Schredder mit Partikelschnitt, also einen, der das Material in verschiedenen Richtungen zerteilt und so dafür sorgt, dass es unmöglich wieder zusammengesetzt werden kann.

Stecken Sie geschredderte Akten nicht in einen einzigen Sack, um sie zu entsorgen, sondern verteilen Sie den Fitzelberg auf mehrere Tüten, damit ein Dieb unmöglich das Puzzle wieder zusammensetzen kann. Mischen Sie das Papier mit ekelhaftem Biomüll: Fischresten, fauligen Kartoffeln etc. Besser: Spülen Sie die Papierschnipsel durchs Klo. Am besten: Verbrennen Sie sie. Als ich noch einen Hinterhof hatte, warf ich meine

Papierreste in eine Blechtonne und zündete sie an. Wenn Sie sich für diese Methode entscheiden, halten Sie einen Feuerlöscher bereit. Sicherheit geht vor, Leute.

Es bleibt Ihnen überlassen, wie Sie sensibles Material vernichten, aber es ist unerlässlich, dass Sie es tun. Benutzen Sie immer Ihren gesunden Menschenverstand und lassen Sie lieber zu große Vorsicht walten, wenn Sie sich nicht sicher sind, ob ein Krimineller an einer bestimmten Information interessiert sein könnte. Wenn Sie vermeiden wollen, zum Millionenheer jener Menschen zu gehören, deren Daten jedes Jahr gekauft, verkauft, gekapert und missbraucht werden, seien Sie den Leuten, die sie Ihnen rauben wollen, immer einen Schritt voraus. Auch den Behörden – alias Big Brother – sollten Sie nichts Überflüssiges hinterlassen.

12 Raus aus den sozialen Medien

Wenn Sie felsenfest entschlossen sind, sich in sozialen Netzwerken oder der Blogosphäre zu tummeln, wünsche ich Ihnen viel Glück. Ich persönlich halte es für eine schreckliche Idee und würde niemals wollen, dass andere Leute so viel von meinen Angelegenheiten erfahren.

Zugegeben, ich bin ein bisschen paranoid. Viele Leute können sich einfach nicht von Facebook, Twitter und Blogspot fernhalten, manch einer muss sogar in sozialen Medien unterwegs sein, weil sein Lebensunterhalt davon abhängt. Vielleicht sind Sie Marketing-Experte oder geben einen Rundbrief heraus oder sind Organisator einer Gruppe, müssen also Ihre Kunden, Leser oder Mitglieder leicht erreichen können. Womöglich möchten Sie Portale wie Facebook im Auge behalten, um zu erfahren, ob über Sie geredet wird. Vielleicht führen Sie ein öffentliches Leben und machen sich keine Sorgen, dass irgendjemand weiß, wo Sie wohnen oder wer Ihre Freunde sind. Was immer Ihre Gründe für Ihre Internetpräsenz sind, kann es dennoch sein, dass Sie anderen keine unnötigen Angriffsflächen bieten möchten.

Als positiv denkender Mensch werde ich auf die hellen Seiten des sozialen Netzwerkens blicken und zeigen, wie Sie es so sicher wie möglich gestalten können. Wie sagt Facebook: »Es ist kompliziert« – aber es ist machbar.

Ich habe gelernt, wie man aus sozialen Netzwerken verschwindet, weil man mich dafür bezahlt hat. Zuvor hatte ich das für unmöglich gehalten, weil es mir öfter, als ich zählen kann, gelungen war, Zielpersonen aufgrund ihrer Netzaktivitäten zu lokalisieren. Einmal gab uns eine Frau, die den Verdacht hegte, dass ihr Ehemann sie betrog, eine Liste seiner Lieblingsspitznamen, und binnen einer Stunde fanden wir ihn unter einem davon auf einer Dating-Webseite. Unzählige Male rief ich unter einem Vorwand bei Freunden und Familienmitgliedern von Zielpersonen an, unter Nummern, die ich auf Facebook gefunden hatte. Ich habe die Standardphrasen noch im Kopf: »Guten Tag, Pat Brown von UPS, wir haben hier ein Paket mit Wasserschaden für Sie. Der Absender liest sich wie Stefan … Stefano … Stephen? Wann sind Sie anzutreffen, um den Empfang zu quittieren? 15 Uhr? Danke, und noch eine Sache: Wir haben eine Benachrichtigung über eine Paketbeschädigung an Sie versandt und eine geht an den Absender, allerdings haben wir hier keine Adresse. Können Sie uns damit aushelfen?« Die meisten Menschen helfen gern.

Franks Regeln für das Netz

1. Wann immer Sie einen Internetauftritt einrichten oder sich bei einem sozialen Netzwerk anmelden möchten, besorgen Sie sich eine neue, anonyme E-Mail-Adresse für diesen speziellen Zweck.
2. Wählen Sie eine E-Mail-Adresse oder Internetadresse (URL) mit einer ausländischen Endung, zum Beispiel *.co.uk*, *.pt* oder *.no*. Die Leute werden glauben, dass Sie im Vereinigten Königreich, in Portugal oder Norwegen leben.
3. Wenn Sie irgendeine andere Kontaktinformation auf dieser Webseite angeben müssen, wie eine Telefonnummer oder Adresse, sorgen Sie dafür, dass es eine Nummer von Globalnumbers oder JConnect und die von Ihrem wahren Aufenthaltsort weit entfernte Anschrift eines Mietbriefkastens ist.
4. Verwenden Sie niemals Ihren echten Namen im Internet. Buchstabieren Sie ihn falsch oder, besser noch, nutzen Sie ein Pseudonym.
5. Alles, was Sie online tun, was Geld kostet, sollte mit einer Prepaid-Kreditkarte bezahlt werden.
6. Trauen Sie nie jemandem, den Sie auf Facebook kennenlernen, glauben Sie nichts, was Sie dort sehen. Nutzen Sie das Netzwerk und seine Konkurrenten als Unterhaltung und nichts anderes.

7. Verwenden Sie Facebook nicht, um sich mit Ihren Freunden auszutauschen, und auch nicht, um Ihre verschollene Liebe wiederzufinden. Greifen Sie lieber zum Telefon, schreiben Sie Briefe an Bekannte und treffen Sie sich mit ihnen persönlich. Wenn Sie Kontaktinformationen eines alten Freundes suchen, schauen Sie in einem Telefonbuch aus Papier nach – oder heuern Sie einen Privatdetektiv an. Trauen Sie keiner Information, die Sie online sehen.
8. Nutzen Sie keine sozialen Netzwerke, um Ihre Frau zu betrügen oder eine Straftat zu begehen.

Ja, ich bin ziemlich skeptisch, was die Chancen eines Nutzers angeht, in sozialen Medien seine Privatsphäre zu schützen. Aber dann fand ich in meinem Posteingang eine E-Mail von jemandem, der einen religiösen Rundbrief ins Leben rufen wollte. Der Bursche war ein intelligenter, erfolgreicher Geschäftsmann, der nicht wollte, dass seine Religion seinem Arbeitsleben ins Gehege kam. Daher benötigte er Hilfe bei der Gründung einer Netzgemeinde, die in keiner Weise mit seinem Klarnamen verbunden war. Er wollte diese Community auf Facebook und MySpace etablieren, aber er konnte es nicht persönlich tun.

Seine religiösen Überzeugungen waren nicht nach meinem Geschmack, aber er war kein Hassprediger, und ich bin ein Verfechter der Redefreiheit. Also übernahm ich den Job.

Die erste Aufgabe meines Kunden bestand darin, bei kostenlosen Anbietern aus aller Welt mehrere E-Mail-Adressen zu schaffen. Dazu nutzte er ein Internetcafé; allerdings bin ich mit den Jahren zu der Überzeugung gelangt, dass ein Laptop an einem öffentlich zugänglichen WLAN-Hotspot sicherer ist als ein Internetcafé. Man weiß nie, wer einem durch das Auge einer Überwachungskamera im Innenraum zuschaut oder ob jemand den Rechner, an dem man sitzt, mit einer Spionagesoftware versehen hat, die alle Eingaben aufzeichnet. Wenn Sie also wirklich anonym im Netz unterwegs sein möchten, ist öffentliches WLAN der beste Weg.

Dann kauften mein Kunde und ich einige Prepaid-Kreditkarten zur Bezahlung aller Dienstleister und sonstigen Ausgaben, die mit diesem Unternehmen verbunden sein würden: eine Druckerei und Vertriebsfirmen für seinen Rundbrief, Telefonanschluss, Faxnummer, Briefkasten und Webhosting. Der Kunde wollte in der Lage sein, mit Lesern am Telefon zu chatten und Briefe zu schreiben und zu empfangen, aber er wollte nicht, dass sie ahnten, wo er wohnte. Dank JConnect und privaten Anbietern von Mietbriefkästen war das zum Glück überhaupt kein Problem.

Wir suchten und mieteten mehrere Briefkästen in der Karibik, jeder in einem anderen Land. Einer dieser Briefkästen diente als sein Hauptpostfach, die Anbieter der anderen beiden leiteten gegen Gebühr die dort eingehende Post an diese Adresse weiter. Wir richteten eine kostenlose Rufnummer und eine Faxnummer bei JConnect ein, wobei wir für jede Nummer eine andere E-Mail-Adresse und Prepaid-Kreditkarte benutzten. Dann erwarben wir bei einem beliebten Anbieter einen Domain-Namen mit deutscher Landeskennung. Auch die JConnect-Nummern, die wir besorgten, und die E-Mail-Adresse, über die er offiziell ansprechbar sein würde, sahen deutsch aus. Es ist genauso einfach, von den USA aus eine deutsche Telefonnummer oder E-Mail-Adresse zu besorgen, wie umgekehrt eine amerikanische aus Deutschland.

Wir schickten die deutsche E-Mail-Adresse und Telefonnummer zu einem Drucker in Tennessee, der sehr erfreut darüber war, diesen religiösen Rundbrief für Mrs und Mr Hans und Gretchen Lugner aus Deutschland drucken zu dürfen. Dann suchten wir kleine Vertriebsfirmen in den gesamten Vereinigten Staaten, die bereit waren, die frohe Botschaft im Namen der »Lugners« zu vertreiben. Nun konnten wir schon fast mit dem Druck beginnen.

Aber zuerst musste Frank Ahearns Marketing-Team etwas Aufmerksamkeit für den Rundbrief erzeugen. Ich fuhr zur Fifth Avenue, suchte mir mit meinem Laptop einige öffentliche

WLAN-Hotspots und legte etwa ein Dutzend E-Mail-Adressen an. Innerhalb einer Stunde hatte ich auf Facebook und MySpace Seiten für etwa fünfzehn verschiedene Jesus-Freaks angelegt, und siehe da: Sie alle waren begeistert vom Rundbrief meines Kunden. Diese »Leute« verbreiteten die Kunde des Rundbriefs auch in verschiedenen religiösen Blogs und Foren. Plötzlich hatte mein Kunde eine Anhängerschaft.

Ich richtete eine Facebook-Seite für Hans und Gretchen Lugner ein und schuf eine Fanseite für ihren Rundbrief, auf der all ihre treuen Leser (d.h. Frank, Frank, Frank etc.) bewundernde Kommentare posteten. Dann – ein weiterer Grund, warum ich wahrscheinlich in die Hölle kommen werde – fand ich auf einer zufällig ausgewählten Familienwebseite einen Haufen Fotos, lud sie alle herunter und postete sie auf der Facebook-Seite der Lugners. Hey, so was passiert eben, wenn man seine Fotos online stellt: Leute wie ich klauen sie.

Echte Menschen (oder zumindest Netzerscheinungen, die wie echte Menschen wirkten) stießen schließlich auf meine Links und Kommentare. Sie kommentierten ihrerseits die Facebook-Seite von Hans und Gretchen und die hübschen Familienfotos und folgten von dort aus meinem Link zum Rundbrief. Ich benutzte ein Suchmaschinen-Optimierungsprogramm, Trellian SubmitWolf, um das Googeln des Rundbriefs so leicht wie möglich zu machen, und binnen weniger Monate hatte mein Kunde eine gut gedeihende Webseite, die völlig losgelöst war von seinem Namen und seinen persönlichen Daten.

Zähneknirschend gebe ich zu, dass es tatsächlich möglich ist, was mein Kunde wollte: eine Internetpräsenz aufzubauen und in sozialen Netzwerken Geschäfte zu machen, ohne sich persönlich allzu sehr in Gefahr zu bringen. Aber Sie müssen dabei sehr vorsichtig zu Werke gehen.

13 Frosch, adieu!

Seien wir ehrlich: Nicht alle Verabredungen mit einem oder einer Unbekannten lassen unser Herz höherschlagen. Gibt es eigentlich noch diese kitschigen Schlüsselanhänger, auf denen steht: »Du musst viele Frösche küssen, um deinen Prinzen zu finden«? Nun, dank des Internets können wir heute sechs oder sieben Frösche gleichzeitig knutschen, zum Schnäppchenpreis von dreißig Euro pro Monat.

Ich sage: Nein danke. Aber wenn Ihnen der unablässig expandierende Markt der Liebes- und Eheanbahnungsseiten im Internet zusagt, können Sie einige grundlegende Techniken der gezielten Desinformation und Personenfahndung sehr gut gebrauchen, um sicherzustellen, dass Sie nach einem scheinbar harmlosen Rendezvous nicht einen Stalker am Hals haben, der Ihnen vor der Haustür auflauert. Ich richte die folgenden Empfehlungen an die Damen, aber ich bin sicher, dass sie bei vertauschten Rollen genauso gelten.

Der beste Weg, sich gegen die Frösche zu wappnen, ist Vorbereitung, Vorbereitung, Vorbereitung. Wenn Sie Ihr Profil erstellen, laden Sie nur ein Foto hoch – denken Sie daran, Fotos können kopiert und manipuliert werden. Geben Sie nicht Ihre echte Postleitzahl an, sondern eine, die ein paar Städte weit entfernt ist. Niemand muss Ihren genauen Wohnort kennen.

Wenn Ihnen all die Frösche E-Mails schreiben und Sie bereit sind zu antworten:

Nutzen Sie dazu nicht Ihre reguläre E-Mail-Adresse.

Legen Sie ein Freemail-, Yahoo- oder Hotmail-Konto an und verzichten Sie auf alle Personenkennzeichen wie Ihren Klarnamen oder Ihre Adresse. Nutzen Sie eine separate E-Mail-Adresse für jeden Frosch auf Ihrer Liste. Auf diese Weise können Sie, wenn Sie die Kommunikation mit einem davon beenden möchten, einfach das E-Mail-Konto löschen.

Wenn der E-Mail-Wechsel gut läuft, richten Sie ein Konto bei Yahoo!-Messenger ein und chatten Sie drauflos – aber widerstehen Sie der Versuchung, ihm zu schnell alles über sich zu erzählen. Verraten Sie ihm nicht die Namen Ihrer Kinder oder wo Sie arbeiten.

Nach einer angemessenen Zeit der Prüfung werden Sie wahrscheinlich am Telefon mit ihm plaudern wollen. Rücken Sie aber dafür nicht Ihre Festnetz- oder Handynummer heraus.

Kaufen Sie ein Prepaid-Handy, registrieren Sie es auf Minnie Maus und rufen Sie ihn damit an.

Wenn er sich als Irrer, Freak oder finsterer Radikalinski erweist, können Sie die Nummer im Nu wechseln und müssen sich keine Sorgen machen, unablässig Anrufe, E-Mails und Textnachrichten zu erhalten. Und Sie müssen nicht befürchten, dass er hinter einem Berg von Bananen verborgen Ihre Melonen begafft, wenn Sie das nächste Mal in den Supermarkt gehen. (Die in Ihrem Einkaufswagen natürlich.)

Tipp: Nutzen Sie Melissadata

Melissadata ist ein US-amerikanisches Unternehmen, das mittlerweile auch in Deutschland vertreten ist und die Qualität von Daten und Adressen überprüft. In den USA kann man bereits eine erstaunliche Zahl von Prüfanfragen auf dieser Webseite stellen (www.MelissaData.com), viele davon kostenlos: mit einer E-Mail-Adresse verbundene Namen und Postadressen; umgekehrte Rufnummersuche, Firmen und Mitbewohner, die mit einer bestimmten Person verbunden sind; Wahlkampfspenden mit Adresse; sogar Schätzwerte des Eigenheims einer Person. In Deutschland sind die Möglichkeiten bei Weitem nicht so reichhaltig, aber Sie können auch über die oben erwähnten Personensuchmaschinen Ihr Glück versuchen.

Wenn Sie einige Male telefoniert haben, wird es schließlich Zeit, sich zu treffen. Ob Sie in die Rösterei Elbgold in Hamburg oder zum Minigolf gehen – verhalten Sie sich klug. Treffen Sie ihn dort. Parken Sie eine Straße oder zwei entfernt, sodass er Sie nicht aus dem Wagen steigen sieht. Denken Sie daran:

Wenn er ein Stalker ist, kann er mithilfe des Nummernschilds versuchen, an Ihre Adresse zu gelangen. In manchen Ländern ist das einfach, so in den USA oder in der Schweiz. Wenn er es geschickt anstellt, könnte es ihm aber auch in Deutschland gelingen, indem er bei der Polizei Anzeige wegen Beleidigung gegen Sie erstattet oder beim Zentralruf der Autoversicherer einen angeblich von Ihnen verursachten Schaden meldet. Kommt die Sache vor Gericht, hat er Ihren Namen. (Sie natürlich auch seinen, aber was nützt Ihnen das?)

Wenn alles gut geht, wird er Sie beim Minigolf gewinnen lassen und Sie zu Kaffee und Kuchen einladen – ein großzügiger Bursche, der für Sie keine Kosten scheut. Wenn Sie sich mit ihm wohlfühlen, ist alles gut. Aber Sie sind noch nicht ganz über den Berg.

Spätestens jetzt ist es an der Zeit, Ihren Prinzen einmal sorgfältig unter die Lupe zu nehmen. Halten Sie nach Warnsignalen Ausschau, dass er doch ein Frosch sein könnte. Wenn er Ihnen nicht verrät, wo er wohnt, heißt er entweder Frank Ahearn oder er ist verheiratet. Wenn er sich mit Ihnen nur zu bestimmten Zeiten an bestimmten Orten trifft, ist er verheiratet. Wenn seine E-Mails und Textbotschaften jeden Tag zur gleichen Zeit eintreffen, ist er verheiratet. Wenn Sie glauben und spüren, dass er verheiratet ist – raten Sie mal, was: Dann ist er verheiratet.

Ob er Ihnen merkwürdig vorkommt oder nicht: Versuchen Sie, im Internet über die oben genannten Personensuchmaschinen, in den sozialen Netzwerken und über die freie Suche so viel über ihn in Erfahrung zu bringen wie möglich.

Je nach Internetpräsenz des Prinzen bzw. Frosches kann die Ausbeute Ihrer Suche beachtlich sein, aber auch mager, da wegen des besseren Datenschutzes in Deutschland und anderen europäischen Ländern nicht so viele offizielle personenbezogene Datensätze zu Verfügung stehen wie etwa in den USA. Wenn Sie dabei herausfinden, dass er nicht fünfunddreißig ist, sondern fünfundvierzig, ist er ein Schuft.

Falls Sie bei Ihrer Suche auf eine Telefonnummer stoßen, rufen Sie dort von einem öffentlichen Münztelefon oder mit einem Prepaid-Handy an, um zu überprüfen, ob eine Ehefrau abnimmt oder ein Kind an den Apparat geht. Besser noch, versuchen Sie es bei einem Online-Telefonbuch mit einer Rückwärtssuche der Nummer, um zu sehen, welche Namen und welche Adresse mit ihr verknüpft sind. Hat er Ihnen seinen echten Namen genannt? Sind unter dem Festnetzanschluss Frau Frosch und Herr Frosch-Ehebruch gelistet?

Zahlen Sie keine Gebühren für Rückwärtssuchen von Telefonnummern oder Personensuchen. Sie bekommen diese Auskünfte auch umsonst, und die Portale, die Geld dafür verlangen, hoffen, dass Sie zu faul sind, die kostenlosen Alternativen zu suchen.

Falls Herr Frosch Ihnen eine Adresse genannt hat, benutzen Sie einen Internetservice zur Rückwärtssuche, in Deutschland zum Beispiel über Das Telefonbuch, Das Örtliche, 11880 oder klicktel, um zu sehen, ob er Ihnen eine echte Wohnadresse oder die Anschrift einer Bar oder eines Mietbriefkastens gegeben hat.

Wenn er Ihnen eine Telefonnummer gibt, finden Sie mit einer Zielnetzsuche heraus, ob es eine Handy- oder Festnetznummer ist, woher sie stammt, ob sie portiert wurde und zu welchem Funknetz sie gehört, Vodafone, D1, E-Plus etc. Mit der Eingabe »Zielnetz« finden Sie entsprechende kostenlose Dienste im Internet, und für Android und iOS gibt es Apps, die diese Informationen aus dem sogenannten Home Location Register (»Heimatortregister«) für Sie abrufen (zum Beispiel die App »Zielnetz«). Allerdings sind die Auskünfte nicht immer zuverlässig. In den USA bekommt man so auch heraus, ob es eine Prepaid-SIM-Karte ist – dann sollten bei Ihnen die roten Warnlämpchen aufleuchten. Er ist entweder pleite, verheiratet, ein Krimineller oder ein … Hipster. *Igitt!*

Fallen Sie nicht auf Angebote herein, die Ihnen die Ortung eines fremden Mobiltelefons versprechen. Solche Ortungen sind nur mit Einverständnis des Besitzers möglich, die vorgegaukelte Dienstleistung ist ein Betrug, um Ihnen ein kostenpflichtiges Abo anzudrehen.

Was E-Mail-Adressen angeht: Es gibt keine Möglichkeit, den Eigentümer eines E-Mail-Kontos zu ermitteln. Die meisten E-Mail-Anbieter sind heute kostenlos und anonym. Aber man kann versuchen, etwas über eine Adresse herauszubekommen, indem man sie ohne den Anhang (alles nach dem @) durch eine Suchmaschine laufen lässt. Man kann eine Überraschung erleben, was da dann unter Umständen alles auftaucht: wütende Online-Kommentare, Meistgesuchte-Listen, alles Mögliche.

Ich hoffe, damit ist alles geklärt und Sie lesen dieses Kapitel, weil Sie kurz davorstehen, sich im Netz mit möglichen Prinzen zu verabreden, und vorbereitet sein wollen. Wenn es bei Ihnen allerdings schon zu spät ist und Sie einem Stalker in die Hände gefallen sind, tut es mir sehr leid für Sie. Lesen Sie trotzdem weiter – ich kann Ihnen auch in diesem Fall weiterhelfen.

14 Tarnkappe gegen einen Stalker

Wenn Sie glauben, dass Ihnen jemand nachstellt, sollten Sie eines sofort tun. Ich kann es nicht oft genug betonen:

Gehen Sie auf Ihre örtliche Polizeiwache und melden Sie es.

Ihr Polizeirevier kann Ihnen Frauenhäuser, Selbsthilfegruppen und andere Institutionen und Organisationen nennen, die Ihnen unmittelbar beistehen. Die Polizisten haben Opfern wie Ihnen schon ungezählte Male weitergeholfen. Wenn Sie aus irgendeinem Grund Zweifel oder Bedenken haben, zur örtlichen Polizei zu gehen – vielleicht ist der Stalker selbst Polizist –, wenden Sie sich an das nächste Revier.

Die Strafverfolgungsbehörden stehen auf Ihrer Seite. Sie können Ihnen helfen, ein Kontaktverbot durchzusetzen, und sie sind die Einzigen, die berechtigt sind, sich den Schweinehund vorzuknöpfen, wenn er versucht, Ihnen wehzutun.

Aber wie wir wissen, scheren sich Stalker manchmal einen Dreck um Kontaktverbote – und was nützt es, wenn er bestraft wird, Sie selbst aber nicht mehr am Leben sind? Ich habe gelesen, dass zwanzig Prozent der Stalker in den USA schließlich eine Waffe vor ihren Opfern zücken. Einige machen davon Gebrauch, andere drohen damit, aber hoffen wir in jedem Fall, dass es niemals so weit kommt.

Staatlichen Behörden sind Grenzen gesetzt. Deshalb ziehen Sie persönlich es vielleicht vor, zu verschwinden und in eine andere Gegend, eine andere Stadt oder gar ein anderes Land zu ziehen, um Ihren Frieden zu finden. Ich habe vielen Menschen dabei unter die Arme gegriffen und werde mich in diesem Kapitel bemühen, auch Ihnen zu helfen.

Hier Grundsatz Nummer eins:

Gehen Sie bei jedem Stalker vom Schlimmsten aus.

Das ist das Erste, was ich allen meinen Kunden sage, die sich mit diesem Problem herumschlagen. Ihr Stalker mag Sie momentan mit seinen E-Mails, Anrufen und unangekündigten Besuchen nur quälen. Vielleicht bedroht er Sie, aber Sie glauben nicht, dass er tatsächlich Ernst machen wird.

Nehmen Sie ihn ernst. Nehmen Sie an, dass er zur Tat schreiten wird. Gehen Sie davon aus, dass er nicht davor zurückschrecken wird, das Gesetz zu brechen. Sie wissen nie, wie eine Situation, in der Ihnen jemand nachstellt, ausgehen wird; eine scheinbar harmlose Begegnung kann rasch in Gewalt umschlagen. Zu Ihrer eigenen Sicherheit rate ich Ihnen, sich auf jeden möglichen Verlauf vorzubereiten.

Die Stalker, mit denen ich zu tun hatte, fallen in sieben Kategorien. Alle von ihnen sind gefährlich, allen muss man aus dem Weg gehen, aber Sie sollten Ihre geplante Reaktion etwas auf jeden Typus zuschneiden.

Abgewiesene – Ehemänner, Freunde, Liebhaber oder platonische Freunde, die nicht wollen, dass die Beziehung endet – bilden den verbreitetsten Typ. Vor ihnen kann man am schwierigsten untertauchen. Sie verfügen über eine Menge persönlicher Informationen über Sie, sie waren wahrscheinlich bei Ihnen zu Hause und kennen Ihre Familie und Freunde persönlich. Diese Stalker haben Sie vielleicht schon kräftig ausspioniert, bevor die Beziehung in die Brüche ging, daher müssen Sie davon ausgehen, dass sie alles Mögliche über Sie wissen, was im Haus an Hinweisen auf Sie zu finden war, was Sie in Ihr Tagebuch geschrieben und Ihren Freunden anvertraut haben.

Typen von Stalkern

Der Abgelehnte: Ein ehemaliger Partner oder Freund, der kein Nein als Antwort akzeptiert. Sie sagen ihm, dass er aus Ihrem Leben verschwinden soll, aber er hört nicht zu.

Der Gekränkte: Ein Bekannter oder ein Fremder, der in dem Wahn lebt, dass Sie ihm irgendwie unrecht getan haben. Nun sinnt er auf Rache.

Der Notgeile: Ein Sexualstraftäter, der Sie ins Visier genommen hat.

Der klebrige Bewunderer: Eine Person, ob Mann oder Frau, die Sie bewundert und in Ihnen eine Seelenverwandte sieht.

Der Unglückswurm: Jemand, der sich in Sie verknallt hat und eine Beziehung mit Ihnen möchte, aber sozial ganz unfähig dazu ist.

Der Erotomane: Eine Person, die überzeugt ist, dass Sie in ihn oder sie verliebt sind.

Der Cyber-Stalker: Jeder der genannten Typen, wenn er Ihnen vor allem im Internet nachstellt.

Sie sollten damit rechnen, dass ein Abgewiesener zu Ihrer Familie und Ihren Freunden gehen wird, um an weitere Informationen über Sie zu gelangen. Sagen Sie allen, die Sie kennen, dass diese Person gefährlich und in Ihrem Leben nicht länger willkommen ist.

Die anderen Typen von Stalkern verfügen vielleicht über weniger Informationen über Sie, aber umgekehrt kennen Sie diese Kerle auch nicht so gut. Sie wissen nicht, wohin sie sich wenden werden, um mehr über Sie herauszufinden. Sie ahnen nicht, was sie in Rage bringt oder ihnen falsche Hoffnungen macht. Sie können nicht wissen, ob sie ausrasten und gewalttätig werden und mitten in der Nacht vor Ihrem Haus auftauchen. Ich habe noch eine Statistik im Internet gefunden: Vier Fünftel der Stalker stellen ihren Opfern auf mehr als eine Weise nach. Sie müssen also wendig sein: Erwarten Sie von Ihren Verfolgern das Unerwartete.

Welcher Typ von Stalker auch hinter Ihnen her ist, Sie müssen fünf Ratschläge beherzigen, um ihn loszuwerden: Ändern Sie die Art Ihrer Kommunikation; ändern Sie Ihren Umgang mit Geld; streuen Sie Falschinformationen; ändern Sie Ihren Aufenthaltsort (wenn er weiß, wo Sie wohnen); ändern Sie Ihr Leben. Gehen wir die Punkte einen nach dem anderen durch.

Ändern Sie Ihr Kommunikationsverhalten

Prepaid-SIM-Karten werden Ihr wertvollstes Hilfsmittel sein. Suchen Sie sich einen kleinen Anbieter (damit Ihr Name nicht in den Büchern der großen, leicht auszuspähenden Telekommunikations-Konzerne auftaucht) und besorgen Sie sich so viele Prepaid-SIM-Karten und Billig-Handys dafür, wie Sie nur können. (In Deutschland müssen Sie sich dafür ausweisen, die Vorschrift wurde bislang aber eher nachlässig gehandhabt. Sollten Sie Probleme haben, fahren Sie über die Grenze in ein Nachbarland, wo es keine Registrierungspflicht gibt.) Kaufen Sie ein Mobiltelefon für jedes Zimmer Ihrer Wohnung, wenn Sie es sich finanziell leisten können, und hinterlassen Sie auf jedem eine Sprachnachricht: »Hallo, mein Name ist .... Ich werde von einem Stalker verfolgt. Ich wohne in der .... straße Nummer ...... in .... und nutze dieses Handy nur für Notfälle. Wenn Sie diese Nachricht hören, rufen Sie bitte Hilfe.« Falls der Stalker Sie in Ihrem Haus angreift und es ihm gelingt, Ihnen das Telefon aus der Hand zu reißen, wird die Notrufzentrale genau wissen, was geschieht.

Kaufen Sie zwei weitere Prepaid-SIM-Karten mit dazugehörigen Handys für Ihre privaten Anrufe. Zahlen Sie für die Geräte und Karten in bar. Zerreißen Sie die Quittungen und werfen Sie sie in öffentliche Papierkörbe. Nutzen Sie eines Ihrer Telefone für eingehende, das andere für abgehende Anrufe. Bitten Sie Ihre Familie und Freunde, Sie über Prepaid-Karten anzurufen, wenn es irgend geht.

Wechseln Sie häufig Ihre Telefone und Telefonnummern, indem Sie die SIM-Karten aus den Geräten nehmen und vernichten und die Geräte selbst weit von Ihrer Wohnung entfernt wegwerfen.

Hören Sie auf, Ihr altes Mobiltelefon zu benutzen, aber deaktivieren Sie nicht die Nummer, besonders nicht, wenn der Stalker Sie anruft und Drohbotschaften hinterlässt. Wenn er herausfindet, dass Sie Ihre alte Telefonnummer gekündigt haben, wird er versuchen, Ihre neue herauszubekommen. Geben Sie ihm Gelegenheit, seine langen, kranken Botschaften zu hinterlassen – sie sind Beweismaterial, für das sich später die Polizei interessieren wird.

Ein anderes Mittel, das Sie nutzen können, wenn Sie telefonieren, ist eine Spoof-Karte oder eine Spoofing-App. Mit beidem ändern Sie die Anruferkennung, also die Nummer, die auf dem Gerät des Angerufenen erscheint. Machen Sie von dieser Möglichkeit Gebrauch, wenn Ihnen ein zurückgewiesener Stalker nachstellt und Sie den Verdacht hegen, dass jemand, den Sie anrufen, dem Stalker Ihre Nummer weitergeben könnte. Wenn der Angerufene die Wiederwahltaste drückt, nachdem Sie mit einer Spoof-Karte angerufen haben, wird diese falsche Nummer gewählt.

Nehmen Sie sich in Acht vor gebührenfreien Telefonnummern

Wenn Sie in den USA eine gebührenfreie Rufnummer wählen, wird Ihre eigene Rufnummer angezeigt, selbst wenn sie unterdrückt ist. Diese Besonderheit macht sich der kostenpflichtige Dienst TrapCall zunutze: Er weist die Nummern seiner Kunden als gebührenfrei aus und ermöglicht es ihnen auf diese Weise, die unterdrückten Rufnummern anderer Anrufer zu sehen. Dies können sich leider auch Kriminelle zunutze machen. Verwenden Sie in den Staaten also bei *sämtlichen* gebührenfreien Nummern eine Spoof-Karte. Übrigens wird auch in Deutschland Ihre unterdrückte Rufnummer angezeigt und gespeichert, nämlich dann, wenn Sie die Notrufnummern von Polizei, Feuerwehr oder Rettungsdienst wählen.

Sie müssen auch die Art Ihrer E-Mail-Nutzung ändern. Das ist kein neuer Rat, aber er funktioniert: Gehen Sie zu Web.de, Gmail oder einem anderen kostenlosen und anonymen E-Mail-Anbieter, der die Speicherung von Entwürfen erlaubt. Teilen Sie Ihr Passwort den Ihnen am nächsten stehenden Menschen mit und tauschen Sie sich mit ihnen aus, indem Sie Ihre Nachricht unter »Entwürfe« speichern, aber nicht senden. Greifen Sie nur von kostenlosen öffentlichen WLAN-Punkten oder mittels einer Prepaid-Internetkarte eines Mobilfunkanbieters auf das Internet zu.

Ihre Internetpräsenz sollte Ihre besondere Sorge sein, wenn Sie das Opfer eines Cyber-Stalkers sind. Stellen Sie sicher, dass Sie sämtliche digitalen Fußspuren verwischen, mit den Techniken, die ich oben in dem Kapitel »Daten verfälschen und vernichten« erläutert habe. Ziehen Sie sich insbesondere aus sozialen Netzwerken zurück, und bitten Sie Ihre Freunde und Familie, bei den Fotos von Ihnen die Markierungen zu entfernen und sie zu *löschen*. Selbstredend sollten Sie Ihren Stalker »entfreunden«, wenn er ein Bekannter ist.

Bevor Sie sich aus den sozialen Medien verabschieden, teilen Sie all Ihren Freunden und Bekannten mit, dass Ihnen jemand nachstellt. Bitten Sie sie, keinem, der danach fragt, Ihre persönlichen Daten weiterzugeben und es gegebenenfalls der Polizeidienststelle, bei der Sie Anzeige erstattet haben, zu melden, falls es jemand versucht.

Das Gesicht eines Cyber-Stalkers

Ein Zeitungsbericht, der mir kürzlich ins Auge sprang, handelte von Steve Philips, einem Reporter des US-Sportsenders ESPN, dessen zweiundzwanzigjährige Geliebte sich in einen Wahn hineingesteigert und angefangen hatte, seiner Frau und seinem vierzehnjährigen Sohn nachzustellen. Sie gab sich in einem Messaging-Dienst als eine Klassenkameradin seines Sohnes aus und schickte ihm Nachrichten, in denen sie private Fragen über die Ehe seiner Eltern stellte. Dann versuchte sie, ihn auf Facebook als Freund hinzuzufügen.

Nach der Aussage des Sohnes bei der Polizei zu urteilen, fand sie offenkundig eine Menge von ihm heraus, bevor er misstrauisch wurde, obwohl er ihre Fragen aggressiv und seltsam fand.

Die Moral von der Geschichte: Falls Ihre Freunde und Familie nicht wissen, dass Sie einen Stalker haben, werden sie es nicht erkennen, wenn sie Ihre ganzen privaten Informationen einem potenziell gefährlichen Angreifer aushändigen. Klären Sie sie auf!

Ändern Sie schließlich Ihre Postadresse. Sie möchten ja nicht, dass Ihr Stalker in der Lage ist, zu Ihnen zu kommen und Ihre Post aus dem Briefkasten zu stehlen. Legen Sie sich einige Mietbriefkästen in Ihrer Stadt zu: einen, um Ihren Briefkasten daheim zu ersetzen, und einen als Aufbewahrungsort Ihrer Mobiltelefone, Prepaid-Kreditkarten und all der anderen Dokumente, die Sie benötigen werden, um Ihrem Stalker zu entwischen.

Da Sie nun einen sicheren Ort haben, an den Sie sich Ihre Rechnungen schicken lassen können, sind Sie bereit, Ihr Kreditkarten- und Bankkonto-Profil zu ändern.

Ändern Sie Ihren Umgang mit Geld

Rufen Sie Ihren Kreditkartenanbieter an und ändern Sie Ihre Rechnungsadresse zu einer Ihrer neuen Mietbriefkästen. Wenn Sie können, vermeiden Sie ausgedruckte Rechnungen ganz. Wählen Sie elektronische Rechnungen, aber achten Sie darauf, die bei der Firma gespeicherte Rechnungsadresse dennoch zu ändern.

Das Unternehmen wird auch eine Telefonnummer wünschen, und ich würde empfehlen, ihm eine von einem Polizeirevier oder einem Frauenhaus zu geben. Eine Polizeinummer wird einen Personenfahnder, der auf Sie angesetzt wurde, glauben machen, dass Sie Polizistin sind. Ein Frauenhaus wird jeden anständigen Detektiv warnen, dass etwas an der Geschichte seines Kunden faul ist. So oder so ist zu hoffen, dass Ihr Verfolger von Ihnen ablassen wird.

Wenn Sie Ihren Kreditkartenanbieter kontaktieren, um Ihre Kontoinformationen zu ändern, erwähnen Sie, dass Sie das Opfer eines Stalkers sind. Bitten Sie den Kundendienst, erst alle persönlichen Daten genau zu überprüfen, bevor er am Telefon Informationen herausrückt. Um sicherzugehen, dass der Mitarbeiter Ihre Botschaft verstanden hat, seien Sie extrem: Sagen Sie ihm, dass der Stalker versucht habe, Sie zu töten, selbst wenn das nicht stimmt.

Franks weiser Rat

Es ist in Ordnung, zu übertreiben, wenn Sie in Gefahr sind.

Das Kreditkartenunternehmen bietet vielleicht an, Ihr Konto zusätzlich zu sichern, zum Beispiel mit einer SMS auf Ihr Mobiltelefon, wann immer Ihre Karte benutzt wird. Lehnen Sie das Angebot ab. Wenn es einem Stalker gelingt, in Ihr Handy einzudringen, könnte er sein eigenes Mobilgerät so konfigurieren, dass er Ihre Textmitteilungen abfängt. Wenn das geschieht, wird er aufgrund Ihrer Einkäufe erfahren, wo Sie sind.

Ändern Sie als Nächstes Ihre Bankinformationen. Rufen Sie Ihre Bank an, und ändern Sie Ihre Postadresse und Telefonnummer – nutzen Sie dazu wieder einen Mietbriefkasten und die Rufnummer eines Polizeireviers.

Streuen Sie Falschinformationen

Wenn Ihr Stalker weiß, wo Sie wohnen, denken Sie vielleicht über einen Umzug nach. Ich halte das für eine sehr gute Idee. Aber vorher ermutige ich Sie, sich mit den Techniken zu schützen, die ich oben in dem Kapitel »Daten verfälschen und vernichten« geschildert habe.

Schicken Sie den Stalker auf so viele falsche Fährten, wie Sie nur können. Während er diesen nachgeht, haben Sie die Chance, sich in aller Ruhe ein neues Leben aufzubauen.

Ich habe oft erlebt, wie lebensrettend Falschinformationen sein können. Eines dieser Leben gehört einer Kundin, die ich Dana nennen möchte.

Dana besaß ein kleines Geschäft, dessen Online-Werbung die Aufmerksamkeit eines Stalkers weckte. Als dessen Drohungen immer beängstigender wurden, beschloss Dana, in eine andere Stadt umzuziehen. Das fiel ihr sehr schwer und war ein großes Opfer, aber es lohnte, wie sie sagte, die Mühe, wenn sie nie wieder etwas mit diesem Kerl zu tun haben würde.

Die Schwierigkeit bei Danas Stalker war, dass er sehr viel Geld besaß und schon Tausende von Dollar für Privatdetektive ausgegeben hatte, um sie ausfindig zu machen. Der Bursche war ebenso reich wie geistesgestört. Das bedeutete, dass Dana nicht einfach ihre privaten Daten aus dem Telefonbuch löschen und irgendwo anders ein neues Haus kaufen konnte. Sie musste das ganze Arsenal der Falschinformation, des Standortwechsels und der gründlichen Irreführung ausschöpfen.

Wir verbrachten einige Tage damit, alle öffentlich abrufbaren Daten Danas ausfindig zu machen und nach Möglichkeit zu löschen. Wir riefen bei ihrer Telefongesellschaft und ihren Versorgungsunternehmen an und erzählten ihnen, dass ihr Name dort falsch gespeichert sei, sie heiße in Wirklichkeit »Donna«. Wir änderten alle Adressen und Telefonnummern, die mit ihren Konten verbunden waren, zur Kontaktinformation eines Frauenhauses der Gegend und spickten ihre Spur auf diese Weise mit roten Warnlämpchen, damit anständige Privatdetektive, die sie entdeckten, Skrupel bekamen und von der weiteren Suche abließen.

Als Nächstes überlegten wir uns, welche Art von Personenfahndern Danas Stalker aller Wahrscheinlichkeit nach anheuern würde. Der Typ war wohlhabend genug, um jeden Detektiv, dem bei einer illegalen Personensuche Bedenken kamen, zu feuern und sich einen anderen zu suchen, bis er jemanden hatte, der, ohne Fragen zu stellen, tat, was er von ihm verlangte.

Wir mussten also auf jemanden gefasst sein, der auf jede Art nach Dana suchen würde, ob mit legalen oder illegalen Methoden: Nachforschungen bei der Kraftfahrzeugbehörde, Kreditauskünfte, Anruflisten ihrer Mobiltelefone, Bankauszüge, Gesundheitsakte und Kreditkartentransaktionen. Die meisten Privatdetektive lassen die Finger von solchen Ermittlungen, aber es ist erstaunlich, wie viel Überzeugungskraft ein dickes Bündel Geldscheine entwickeln kann.

Wie wir weiter oben gesehen haben, besteht die Irreführung eines Verfolgers aus drei Teilen: Haken, Schnur und Senkblei. Wir beschlossen, dass wir für Danas Verfolger einen Haken auswerfen würden, der sie nach Ypsilanti in Michigan führen würde. Hier würden wir sie mit einem Gewirr von Fährten zur Verzweiflung treiben.

Dana reiste persönlich nach Ypsilanti. Sie zahlte ihr Flugticket in bar. Falls ihr Stalker einen *wirklich* guten Schnüffler angeheuert hatte, würde er Verdacht schöpfen, wenn er diesen Flug auf ihrer Kreditkartenabrechnung sähe. Wir mussten es so aussehen lassen, als verwischten wir unsere Spuren.

In Ypsilanti angekommen, begab sie sich als Erstes auf Wohnungssuche. Sie zeigte Interesse an einem Apartment und erhielt von einem Makler daraufhin ein Blatt mit näheren Informationen, darunter die Adresse des Wohnkomplexes. Später an jenem Nachmittag überprüfte der Makler ihre Kreditwürdigkeit – die erste falsche Spur für den Schnüffler.

Dana ging zurück zu ihrem Mietwagen und setzte sich hinein. Sie nahm ihr Mobiltelefon und wählte eine Nummer eines örtlichen Stromversorgers, die ich ihr auf einem Zettel notiert hatte. Ihre Unterhaltung verlief in etwa wie folgt:

DANA: Hallo, ich heiße Dana Rickie. Ich ziehe bald in eine neue Wohnung um und benötige dort Strom.

KUNDENBETREUER: Sicher. Wie lautet Ihre Adresse?

DANA: West Cross Street 850, Apartment 94, 48197 Ypsilanti, Michigan.

KUNDENBETREUER: Vielen Dank.

DANA: Bitte schicken Sie die Rechnungen an mein Büro.

KUNDENBETREUER: Gern, wie lautet die Adresse?

Dana las dem Betreuer eine erfundene Anschrift vor.

KUNDENBETREUER: Danke. Haben Sie eine Rufnummer, die Sie bei uns hinterlegen möchten?

Dana gab ihm die Telefonnummer eines örtlichen Frauenhauses.

KUNDENBETREUER: Danke.

Dana hoffte, dass der Stromversorger ihre Bonität überprüfen würde, womit sie einen weiteren kleinen Hinweis hinterließ, dem der Detektiv nachspüren konnte.

Als Nächstes rief Dana eine Telefongesellschaft an und bat um einen Festnetzanschluss für ihre neue Wohnung. Wieder gab sie eine falsche Rechnungsadresse an, dieses Mal die Kontaktnummer eines örtlichen Schützenvereins. Wieder ein Warnlämpchen, das den Privatdetektiv ins Grübeln bringen würde. Die Telefongesellschaft nannte ihr ihre neue Telefonnummer und bedankte sich für den Auftrag.

Dann war eine Kabel-TV-Firma an der Reihe. Dana nannte die Adresse ihrer »Wohnung« und als Kontaktnummer die Rufnummer, die sie soeben von der Telefongesellschaft erhalten hatte.

Nun hatte meine Kundin alle nötigen Dienste für ihr »neues Heim« in Auftrag gegeben. Natürlich zog sie nie in das Apartment, teilte dem Makler aber auch nicht mit, dass sie nicht mehr daran interessiert sei. Sie bestellte auch nicht den georderten Festnetzanschluss, den Strom und den Kabel-TV-Anschluss ab. Diese Kundenkonten würden also noch einige Monate fortbestehen: unabgeschlossene Bestellungen mit einer Sozialversicherungsnummer, Kontaktnummern und Rechnungsadressen. Sie waren ein perfekter Köder für die angeheuerten Erfüllungsgehilfen ihres Stalkers.

Dana drehte den Schlüssel im Zündschloss um und fuhr zu einer Bank einige Kilometer entfernt. Während sie in der Schlange wartete, suchte sie nach einem Hinweisschild auf die Auskunftei, mit deren Hilfe die Bank Hintergrundinformationen über ihre Neukunden einholte, etwa überzogene Konten, und wurde fündig. Sie lächelte.

Am Schalter bat sie darum, mit dem Filialleiter zu sprechen, weil sie gerne ein Girokonto eröffnen wolle. Der freute sich über die Neukundin. Sie wusste, dass er ihren Namen von der Auskunftei überprüfen lassen würde, um in Erfahrung zu bringen, ob sie bei anderen Banken überzogene Konten besaß. Es war höchst illegal, sich unter einem Vorwand Zugang zu Informationen über solche Suchanfragen zu verschaffen, aber ihr war klar, dass ihr Stalker einen Schnüffler auftreiben würde, der sich nicht um solche Kleinigkeiten scheren würde. Er würde von diesem Girokonto erfahren und so in seiner Überzeugung bestärkt, dass seine Zielperson nach Ypsilanti gezogen war.

Am Ende des Kundengesprächs bat Dana um eine Geldautomatenkarte, die zu einem Mietbriefkasten geschickt wurde. Mit ihrem vorläufigen Scheckbuch in der Hand ging sie in den örtlichen Supermarkt und ließ sich dort eine Kundenkarte ausstellen. Sie eröffnete alle möglichen Konten, die sie für ein Leben in Ysilanti brauchen können würde. Als ihre Bankkarte eintraf, besorgte sie sich auch bei einem Videoverleih und beim örtlichen Buchladen eine Kundenkarte, unter Verwendung der Adresse »ihrer« Wohnung in Ypsilanti. Sie ließ nichts aus.

Schließlich flog Dana zurück in ihre Heimatstadt und bereitete sich auf ihren tatsächlichen Umzug vor. Aber sie konnte alles in Ruhe erledigen, weil ihr Stalker und seine Handlanger damit beschäftigt waren, sie in Ypsilanti zu suchen. Für die bestellten Leistungen musste sie nie etwas bezahlen, weil die Außendienstmitarbeiter der Unternehmen feststellten, dass in dem Apartment niemand wohnte, und die Aufträge stornierten. Während sich Dana zu einem geheimen Ort aufmachte, um sich dort einzurichten, riefen ihre Mutter und Schwester auf meinen Rat hin noch monatelang Makler, Restaurants und Wohnkomplexe in Ypsilanti und mehreren anderen Städten an. Ein Privatdetektiv, der an ihre Anruflisten gelangte, wäre wahrscheinlich in Tränen ausgebrochen.

Danas Familienmitglieder riefen oft bei Frauenhäusern und verschiedenen Nothilfenummern an. Wir gaben damit den Schnüfflern des Stalkers jede erdenkliche Chance, zu erkennen, dass sie für einen Kriminellen arbeiteten. Mit etwas Glück würden einige mit ihren Unterlagen zu ihrem Auftraggeber gehen und sie ihm um die Ohren hauen oder sonst wohin stecken.

Dana ist bis heute in Sicherheit. Der Stalker gab seine Suche schließlich auf.

Fehlinformation und Irreführung wirken.

Wenn Sie Opfer eines hartnäckigen und womöglich gewalttätigen Stalkers sind und die Mittel haben oder sich leihen können, um eine so gründliche Irreführung zu betreiben wie Dana, dann zögern Sie nicht.

Umziehen

Sobald Sie Ihre Spuren verwischt und Ihre Verfolger auf falsche Fährten geschickt haben, ist es Zeit, einen neuen Ort zum Leben zu finden. Mit ein bisschen Glück wird Sie Ihr Peiniger nicht mehr verfolgen.

Die sicherste Methode für einen Umzug ist, eine Firma zu gründen und den Vermieter zu überzeugen, den Mietvertrag auf den Namen der Firma auszustellen.

Lassen Sie auch Strom, Gas und Kabelfernsehen über die Firma laufen. Wenn Sie um einen Namen gebeten werden, bauen Sie kleine Buchstabierfehler ein und geben eine falsche Kontaktnummer an.

Wenn Sie schon dabei sind, setzen Sie Ihre neue Firma als Halter Ihres Fahrzeugs ein. (In Deutschland geht das allerdings nur, wenn Ihre Firma eine juristische Person, also eine GmbH oder AG, ist.) Auch für die Haftpflichtversicherung sollte die Firmenadresse zu einem Mietbriefkasten führen. Wenn Sie das Auto noch abbezahlen und einen Kredit abstottern, geben Sie statt der bisher verwendeten Anschrift für den Kredit einen Mietbriefkasten an. Gehen Sie nie persönlich zu dem Mietbriefkasten, an den Unterlagen in Zusammenhang mit Ihrem Auto geschickt werden, sondern lassen Sie die Post vom Betreiber an einen anderen Mietbriefkasten weiterleiten. Warum? Fahrzeughalterdaten und Informationen zu Autokrediten können sich Schnüffler, die im Schwindeln geübt sind und über genügend kriminelle Energie und/oder gute Kontakte zur Polizei verfügen, sehr leicht verschaffen, sie stellen daher eine große Angriffsfläche dar, die Sie abschirmen müssen.

Am Tag des Umzugs sollten Sie Ihren Stalker rund um die Uhr überwachen lassen:

Heuern Sie einen Privatdetektiv an, um Ihren Stalker zu beschatten.

Wenn Sie es sich leisten können, beauftragen Sie einen zweiten Detektiv damit, an Ihrem Wohnort zu überprüfen, ob jemand Ihren Umzug beobachtet. Auch wenn Ihr Stalker nicht persönlich dort ist, besteht die Möglichkeit, dass er einen Handlanger schickt.

Kündigen Sie Ihren Telefonanschluss, Strom, Kabelfernsehvertrag und andere Dienste an Ihrem alten Wohnort, und eröffnen Sie für Ihr neues Zuhause neue Kundenkonten bei völlig anderen Unternehmen. Nehmen Sie keine Serviceangebote Ihrer alten Anbieter zum Umzug der Dienste an einen neuen Wohnort in Anspruch. Ein guter Schnüffler findet solche Umzugsaufträge relativ leicht.

Bestellen Sie alle abonnierten Zeitschriften und Zeitungen ab und abonnieren Sie diese an Ihrem neuen Wohnort nicht wieder. Abos sind eine der größten Schwachstellen, besonders wenn man es mit einem abgelehnten Stalker zu tun hat, der weiß, für welche Themen Sie sich interessieren. Kaufen Sie sich Ihre Zeitschriften am Kiosk oder im Supermarkt, zum Beispiel wenn Sie Guthabenkarten für Ihre Prepaid-SIM-Karten erwerben.

Ändern Sie Ihr Leben

Sobald Sie sicher an Ihren neuen Wohnort umgezogen sind – oder auch nur Ihre Sichtbarkeit an Ihrem alten Wohnort verringert haben –, müssen Sie Ihr neues Leben sehr sorgfältig aufbauen. Der erste Schritt sollte sein, sich Ihren Nachbarn vorzustellen und ihnen anzuvertrauen, dass Ihnen jemand nachstellt. Wenn Sie Fotos des Stalkers besitzen, verteilen Sie diese überall in Ihrem neuen Umfeld. Haben Sie Unterlagen über ein gerichtlich verfügtes Kontaktverbot, verteilen Sie auch davon Kopien. Bitten Sie die Leute, umgehend die Polizei zu verständigen, wenn sie den Stalker herumschnüffeln sehen.

Geben Sie auch all Ihren Freunden und Familienangehörigen Fotos von Ihrem Peiniger. Wenn Sie Kinder haben, informieren Sie deren Schule, Lehrer und Erzieher und reichen Sie Fotos und andere Dokumente an sie weiter. Je mehr gute Menschen Sie auf Ihr Problem aufmerksam machen, desto sicherer sind Sie.

Als Nächstes bitten Sie einen Beamten des örtlichen Polizeireviers für einen Sicherheitscheck zu sich nach Hause. Der Polizist wird Sie auf die Schwachstellen Ihres Heims aufmerksam machen.

Wenn Sie in einem Apartmenthaus leben und der Verwalter Zugang zu Ihrer Wohnung hat, erläutern Sie ihm Ihre Lage und bitten Sie ihn, unter keinen Umständen einen Handwerker oder sonst jemanden ohne Ihre ausdrückliche Erlaubnis in die Wohnung zu lassen. Geben Sie ihm Fotos und eine Kopie des Kontaktverbots und bitten Sie ihn darum, ein Auge offen zu halten.

Werfen Sie niemals abonnierte Zeitschriften, Zeitungen, Rechnungen oder andere Papiere, durch die man Sie zum Beispiel durch Adressaufkleber identifizieren kann, in den Hausmüll. Wenn Sie eine Garage besitzen, nutzen Sie diese stets, und halten Sie sie sauber und frei von Gerümpel, damit ein Angreifer sich nicht hinter Stapeln von Kisten oder ausrangierten Gerätschaften verstecken kann. Installieren Sie zusätzlich eine Alarmanlage, die Sie auslösen können, wenn ein Angreifer hinter Ihnen in die Garage rennt, bevor das Tor schließt.

Wenn Sie zum Hausarzt, Zahnarzt oder Therapeuten müssen, suchen Sie sich am besten Ärzte in einiger Entfernung. Holen Sie sich rezeptpflichtige Medikamente bei kleinen Apotheken, die im Idealfall ebenfalls einige Ortschaften entfernt liegen. Sollte sich jemand Zugang zu Ihren Gesundheitsdaten verschaffen können, sei es durch Bestechung oder andere Tricks, wird er auf diese Weise nicht so nahe an Ihren echten Wohnort herankommen. Ich weiß, das alles ist ein nerviger Aufwand, aber:

Die Ebenen, die Sie zwischen Ihren Aktivitäten und Ihrem Wohnort einziehen, können den Unterschied zwischen Leben und Tod machen.

Wenn Sie vorhaben, Urlaub zu machen, nutzen Sie für Ihren Flug kein leicht nachzuverfolgendes Vielfliegerkonto. Wenn Sie noch ein Guthaben auf einem alten Konto haben, lassen Sie es verfallen oder schenken Sie es einem Angehörigen, Freund oder einem Namensvetter in einem ganz anderen Landesteil.

Sie möchten ein Auto mieten? Unter keinen Umständen sollten Sie einer Autovermietung Ihre korrekte Telefonnummer anvertrauen. Autovermietungen in den USA rufen Kundenkonten über die Telefonnummer ab und waren immer meine erste Anlaufstelle, wenn ich eine Zielperson jagte, die auf Reisen war. Ich täuschte die Firma mit der Telefonnummer der Zielperson und bekam damit im Nu all ihre Informationen, darunter Flugdaten und Hoteladresse. Das sind weitere Informationen, die Sie niemals einer Autovermietung anvertrauen sollten, selbst wenn sie danach fragt. Denken Sie sich was aus.

Franks weiser Rat

Wenn Sie um Ihre Sicherheit fürchten und im Zweifel sind, lügen Sie.

Wenn Sie in irgendeinem Bonus- oder Kundensparprogramm eines Supermarkts sind, ändern Sie die Buchstabierung Ihres Namens und die Adresse, die mit Ihrer Mitgliedschaft verknüpft ist, und nutzen Sie es von da an nie wieder. Ein Privatdetektiv könnte herausfinden, wo Sie einkaufen, oder sogar Bankinformationen aus diesem Kundenkonto abfischen.

Kaufen Sie nichts aus irgendwelchen Versandhauskatalogen, aber wenn es doch aus irgendeinem Grund sein muss, nutzen Sie eine Prepaid-Kreditkarte, buchstabieren Sie Ihren Namen fehlerhaft und lassen Sie sich die Bestellung an einen Mietbriefkasten schicken.

Persönliche Sicherheit

Ganz gleich, ob Sie beschlossen haben fortzuziehen oder nicht, sollten Sie Ihre Wohnung oder Ihr Haus und das Umfeld so sicher wie möglich machen. Lassen Sie eine Alarmanlage und Videoüberwachung installieren. Wenn Sie auf der Arbeit einen Computer nutzen, bitten Sie die Sicherheitsfirma und Ihre Chefin, eine Webcam einrichten zu dürfen, damit Sie Ihren Wohnort den ganzen Tag überwachen können.

Arbeiten Sie bei einem großen Unternehmen mit einem Werksschutz oder Sicherheitsdienst, informieren Sie den Sicherheitschef über Ihr Problem. Lassen Sie ein Foto von Ihrem Stalker herumgehen, und warnen Sie all Ihre Kollegen, *keinerlei* Angaben über Ihre Aktivitäten oder Ihren Zeitplan am Telefon herauszurücken.

Ändern Sie häufig Ihre Routinen. Fahren Sie nie zweimal hintereinander auf demselben Weg zur Arbeit. Wenn Sie Fahrrad fahren, joggen oder zu Fuß gehen, schlagen Sie jeden Tag eine andere Route ein, und achten Sie darauf, dass der Weg immer möglichst stark frequentiert und hell erleuchtet ist. Noch sicherer ist es, wenn Sie mit einem Partner Sport treiben und gemeinsam zur Arbeit pendeln.

Konzentrieren Sie sich darauf, jede Begegnung mit Ihrem Stalker zu dokumentieren. Wenn er Sie bedroht oder verletzt hat, Sie den Vorfall aber nicht aufzeichnen konnten, sollten Sie trotzdem aufs Polizeirevier gehen, sich mit einer Polizeibeamtin zusammensetzen und sie über die Vorfälle informieren. Wenn sie auch nichts gegen den Stalker in der Hand hat und daher nicht gegen ihn vorgehen kann, wird die Polizei doch auf diese Weise zumindest im Bilde sein und kann häufiger einen Streifenwagen an Ihrem Wohnort patrouillieren lassen.

Wenn Sie Ihre Telefonnummer mehrfach geändert haben und der Stalker die neue trotzdem immer wieder herausfindet, nutzt er möglicherweise eine Detektei, um an diese Informationen heranzukommen. Schicken Sie an den Bundesverband Deutscher Detektive e.V. und an den Bund Internationaler Detektive eine E-Mail mit der Bitte, die folgende Mitteilung an ihre Mitglieder weiterzuleiten, und suchen Sie via Google die Detekteien in Ihrer Stadt heraus, um sie auch direkt anzuschreiben:

Dringend

Mein Name ist .... Ich werde von einem Stalker verfolgt, der ständig Privatdetektive anheuert, um meine privaten Daten auszuspionieren. Wenn diese Person zu Ihnen kommt, melden Sie dies bitte umgehend dem Polizeirevier .... Es geht um Leben und Tod. Vielen Dank.

Die meisten privaten Ermittler werden diese Bitte beherzigen und Ihnen helfen, wenn der Stalker sich bei ihnen meldet.

Ich habe früher oft mit Privatdetektiven zusammengearbeitet und ihnen beim Aufspüren von Personen geholfen. Wenn ich den Namen einer Zielperson erhielt, fielen mir gelegentlich Anzeichen auf, die darauf hindeuteten, dass sie das Opfer eines Stalkers war. In dem Falll verständigte ich sofort den Detektiv, der mich beauftragt hatte, und verfolgte die Spur nicht weiter, nur um kurz darauf von einer anderen Detektei kontaktiert zu werden, die mir denselben Auftrag anbot. Die meisten Detektive werden die Beziehung zu einem Kunden sofort abbrechen, wenn sie ihn für einen Stalker halten.

Jedes Mal, wenn Ihnen Ihr Stalker entgegentritt, suchen Sie nach Möglichkeit Hilfe. Aber Sie sollten auch wissen, wie Sie sich verteidigen, falls andere Ihnen nicht beistehen können. Wenn Sie sich keine Privatstunden leisten können, besuchen Sie eine Karateschule und erklären einem Ausbilder Ihre Situation. Die meisten werden Ihnen helfen und Ihnen wenigstens ein paar grundlegende Tritte und Schläge zeigen. Denken Sie an die alte Schnüfflerregel, dass jedes Nein zu einem Ja führt: Wenn eine Person Ihnen nicht weiterhilft, könnten Sie bei der nächsten sehr wohl Erfolg haben. Lassen Sie sich nicht entmutigen. Klappern Sie weitere Schulen ab und fragen Sie nach.

Haben Sie keine Bange, andere um Hilfe zu bitten. Ich habe Stalking-Opfern immer für geringe Honorare oder umsonst geholfen, und viele andere Leute werden das Gleiche tun, auch Schlüsseldienste, Sicherheitsfachleute und Privatdetektive.

Wenn Sie ein verdächtiges Päckchen vor Ihrer Türschwelle finden oder mit der Post erhalten, zögern Sie nicht, die Polizei zu verständigen. Es ist besser, auf Nummer sicher zu gehen, als zum Opfer zu werden, und wenn die Polizei mit Ihrer Situation vertraut ist, wird sie das voll und ganz verstehen. Wenn jemand Sie anruft und behauptet, Mitarbeiter Ihrer Bank, Ihres Kreditkartenanbieters oder des Finanzamts zu sein, geben Sie keine Informationen preis. Bestätigen Sie nicht, dass Sie persönlich am Telefon sind. Lassen Sie sich eine Rückrufnummer geben und so viele Angaben wie möglich, und erklären Sie der Person, dass »jemand« sie zurückrufen wird. Dann überprüfen Sie im Internet, ob Sie die Nummer finden, oder Sie bitten einen freundlichen Privatdetektiv, Informationen über die angegebene Rufnummer einzuholen.

Denken Sie daran

Stalking-Experten stimmen darin überein, dass es leider keine allgemeingültige Vorgehensweise gibt, die Ihrem Albtraum ein Ende setzen oder Ihnen völlige Sicherheit verschaffen kann. Die Fachleute und Opfer, mit denen ich gesprochen habe, sind sich allerdings darüber einig, dass die Beherzigung folgender Sicherheitstipps von entscheidender Bedeutung ist:

Stalker sehnen sich nach Aufmerksamkeit. Bieten Sie ihnen niemals die Stirn. Schicken Sie nie einen Freund oder ein

Familienmitglied, um sie ins Gebet zu nehmen. Das ist Aufgabe der Gesetzeshüter.

Öffnen Sie niemals die Tür, es sei denn, Sie wissen, wer davorsteht, und fühlen sich absolut sicher.

Wenn Ihre Schlüssel verloren gehen – selbst wenn Sie glauben, dass Sie sie nur verlegt haben –, tauschen Sie sofort Ihre Schlösser aus.

Nutzen Sie Suchbegriffe wie »Hilfe gegen Stalker«, um im Internet einschlägige Webseiten zu finden, die Stalking-Opfer beraten, darunter die der Polizei. Wenden Sie sich an Ihre lokale Opferhilfe, auch diese finden Sie leicht mit Suchbegriffen wie »Opferhilfe Stalking [Name Ihrer Stadt]« u. Ä.

Viel Glück!

15 Ab auf die Insel

> Freiheit ist nicht einfach die Chance, das zu tun, was einem gefällt; noch ist sie einfach die Chance, aus einer Reihe von Alternativen auszuwählen. Freiheit ist zuallererst die Chance, die verfügbaren Wahlmöglichkeiten zu formulieren, darüber zu streiten – und dann die Chance, sich zu entscheiden. *C.Wright Mills*

Eine alte Binsenweisheit lautet: Egal, wo man hingeht, da ist man. Manchen von uns ist das nur recht, solange wir selbst die Einzigen sind, die sich dorthin aufmachen.

Viele Leute träumen davon, einmal alles hinter sich lassen zu können für ein »Leben unter Palmen«, für mich die Chiffre für ein Leben im Ausland. Aber die wenigsten machen wirklich Ernst damit. Sie halten es nicht für möglich und trauen sich nicht, oder sie stellen sich vor, dass ihre Probleme ihnen dorthin folgen werden.

Ein Leben auf der Insel ist nicht nur etwas für Reiche. Es ist machbar und lohnend. Ich habe es selbst probiert, und in diesem Kapitel werden ich Ihnen zeigen, wie es auch Ihnen gelingen kann. Ob Sie das Land verlassen, um Ihr Vermögen zu schützen, Ihre Steuerlast zu mindern, einem Verfolger zu entwischen oder sich einfach in der Sonne zu aalen: Ich kann Ihnen weiterhelfen.

Worüber ich im Folgenden nicht sprechen werde, sind Steuern. Ich habe meine eigenen unerfreulichen Erfahrungen mit Big Brother gemacht und bin kein Steuerfachmann. Mein Rat: Wenn Sie dieses Buch durchgelesen haben, suchen Sie sich einen guten Steuerberater, der Ihnen hilft, Ihren Umzug ins Palmenland einfach und legal zu gestalten.

Na dann, machen wir uns ans Werk!

Welche Art von Leuten lebt im Ausland?

Diejenigen, die ihr Geld auf Auslandskonten schaffen und ihrem Land den Rücken kehren, stehen nicht immer im besten Ruf. Wenn ich mit unerfahrenen Kunden über Auslandskonten spreche, vermuten sie nicht selten, dass es sich um irgendetwas Zwielichtiges handelt.

Wo immer Sie auf der Welt hingehen, was immer Sie tun, werden Ihnen gute und schlechte Menschen begegnen. Es stimmt: Kriminelle und Geldwäscher nutzen Auslandskonten. Aber dasselbe tun auch unabhängige Geister, weltläufige Abenteurer und eingefleischte Libertäre. Ich persönlich habe auf meinen Auslandsabenteuern viele edelmütige Gleichgesinnte kennengelernt.

Manche ausländischen Enklaven sind wahrlich ein Eldorado des Verschwindens. Ihre Regeln ändern sich ständig, und die Leute, die sie bevölkern, gehören zu den interessantesten, denen Sie je begegnen werden. Oft legen Leute, die im Ausland leben, besonders großen Wert auf ihre persönliche Freiheit, das heißt, *sie selbst* entscheiden, ob sie rechtschaffen leben wollen oder nicht.

Lesen Sie so viel wie möglich darüber, wie es ist, im Ausland zu leben. Treffen Sie dann Ihre Wahl.

Bevor Sie irgendwelche unwiderruflichen Schritte einleiten, sollten Sie sich Rat bei Leuten holen, die sich auskennen und Ihnen Tipps geben können. Es gibt spezialisierte Umzugsbetreuer – teilweise übernehmen dies Umzugsunternehmen – und Beratungsstellen für Auswanderer, in Deutschland sogar eine staatliche, nämlich die Bundesstelle für Auswanderer und Auslandstätige. Webseiten wie Leben im Ausland (www.deutsche-im-ausland.org) helfen mit Tipps und Informationen weiter. (Wer Englisch spricht, dem empfehle ich Parler Paris, eine

Webseite mit allen Informationen für Leute, die in die Stadt des Lichts umsiedeln möchten – www.parlerparis.com.)

Besuchen Sie ein Land unbedingt, bevor Sie dorthin umziehen. Das ist so offensichtlich, dass es sich eigentlich von selbst verstehen sollte. Nur Idioten kommen auf die Idee, in ein Land zu übersiedeln, das sie noch nie gesehen haben. Aber ich habe schon von zu vielen Horrorgeschichten gehört über Menschen, die dem Traum von einem Leben im Ausland nachjagten, ohne sich vorher gründlich schlaugemacht zu haben, und die hinterher den Preis dafür bezahlten.

Ein Rat zum Ticketkauf

Wenn Sie an den ausländischen Ort reisen, wo Sie leben möchten, ob als Informationsreise oder Umzug, nehmen Sie nie den direkten Weg. Kaufen Sie ein Flugticket zu einem weit entlegenen Flughafen, ein weiteres zu einem anderen Flughafen und schließlich ein Ticket von dort zu Ihrem Ziel bei der kleinsten, popeligsten Fluggesellschaft, die Sie auftreiben können (solange die Flugsicherheit gewährleistet ist, versteht sich). Um sich maximal abzusichern, sollten Sie jedes Ticket mit einer anderen Prepaid-Kreditkarte bezahlen und die Fluglinien direkt mit verschiedenen Prepaid-Handys anrufen, um Plätze zu reservieren.

Sobald Sie ein Land ausgesucht haben, sollten Sie vor Ort einen Anwalt engagieren, falls Sie die Landessprache und -sitten nicht gut kennen. Bitten Sie einen Freund oder Geschäftspartner um eine Empfehlung. Ein Anwalt verhindert, dass Sie von Geschäftsleuten übers Ohr gehauen werden.

Nach der Ankunft benötigen Sie als Erstes einen Ort zum Leben. Ich persönlich würde in einem fremden Land zuerst eine Wohnung mieten, bevor ich mir eine Immobilie zulege. Seien Sie als Käufer auf der Hut vor Grundstücken am Meer zu fantastisch günstigen Preisen. Das Stück Land mag am Meer liegen, aber dürfen Sie dort auch bauen? Bekommen Sie Anschlüsse an das Versorgungsnetz: Wasser, Strom, Kanalisation? Die Arbeitskräfte mögen in Ihrem neuen Paradies billig sein, aber die Produkte des alltäglichen Bedarfs und die Transportkosten sind es eventuell nicht. Es gibt einen Grund dafür, dass die Lebenshaltungskosten in einigen Ländern so niedrig sind.

Lassen Sie sich nicht von örtlichen Maklern über den Tisch ziehen. Ich kenne jemanden, der eine Eigentumswohnung in Mittelamerika erworben hatte. Es war eine wirklich schöne Lage am Meer. Er zahlte achtzigtausend Dollar, ein hervorragendes Geschäft, wie er fand, bis er erfuhr, dass der tatsächliche Preis achtzigtausend in der Landeswährung betrug – etwa vierzig Prozent weniger, als er bezahlt hatte.

Stellen Sie alle möglichen Fragen: Können Sie einen Internetanschluss in Ihrem neuen Heim bekommen? Wie schnell ist er? Funktioniert das Mobilfunknetz in der Gegend? Wie hoch sind die Gebühren? Lassen Sie sich einen Festnetzanschluss in Ihre Wohnung legen, falls das Mobilfunknetz unzuverlässig ist.

Was ist mit der Müllabfuhr? Straßenreinigung? Die grundlegenden Dienstleistungen, die wir für selbstverständlich halten, sind in anderen Ländern nicht immer vorhanden.

In einigen Ländern können Hausbesetzer zum Problem werden, daher beschäftigen manche Eigentümer einen Hausmeister oder andere Leute, die das Haus bewohnen, wenn sie nicht da sind. Bevor Sie eine Immobilie kaufen, sollten Sie sich über die Gesetzeslage bei Hausbesetzungen schlaumachen.

Das zweite Problem, mit dem Sie sich befassen müssen, ist die Gesundheitsversorgung. Stellen Sie ein paar Nachforschungen an, um zu überprüfen, ob bei Ärzten und Krankenhäusern in Ihrer neuen Wahlheimat eine solide Gesundheitsversorgung gewährleistet ist. Eine Grundversorgung mag vorhanden sein, aber bestimmte Behandlungen sind es vielleicht nicht. Was passiert, wenn Sie einen Herzinfarkt haben oder eine andere schwere Erkrankung oder Verletzung erleiden?

Fragen Sie Ihre Krankenversicherung, welche Leistungen abgedeckt sind, wenn Sie im Ausland leben. Besuchen Sie Apotheken der Gegend. Halten sie die Medikamente vorrätig, die Sie brauchen? Falls nicht, ist es legal, sich Medikamente aus Ihrem Heimatland schicken zu lassen? Kommen Sie, falls nicht, auch ohne das Mittel aus?

Was ist mit Zahn- und Augenärzten? Gibt es vor Ort welche? Es ist anzunehmen, dass Sie zumindest einige medizinische Leistungen benötigen, wenn Sie in das neue Land ziehen. Selbst wenn Sie gesundheitlich bestens in Form sind, müssen Sie sich an das Klima, das Essen und die Keime und Krankheiten eines neuen Landes anpassen. Eine unzureichende medizinische Versorgung könnte Ihren Traum von einem glücklichen Leben im Ausland in einen potenziell tödlichen Albtraum verwandeln.

Wenn Sie Kinder haben, was werden Sie für ihre Ausbildung tun? Wenn die Schulen in der neuen Heimat nicht gleichwertig sind, können Sie ihnen Heimunterricht geben? Haben Sie alle Unterrichtsmittel beisammen, die Sie dazu benötigen? Wenn es in der Nähe gute Schulen gibt, werden diese Ihren Wunsch nach Schutz der Privatsphäre und Diskretion beherzigen? Setzen Sie nicht die Zukunft Ihrer Kinder aufs Spiel. Sorgen Sie dafür, dass auch ihr neues Zuhause ihnen alles bietet.

Wenn Sie überzeugt sind, dass Sie in Ihrer Wahlheimat eine angemessene medizinische Versorgung für Ihre Familie erhalten, müssen Sie als Nächstes klären, wie Sie eine unbeschränkte Aufenthaltserlaubnis und eventuell die Staatsbürgerschaft erlangen. Es ist entscheidend, dass Sie sorgfältig das Steuersystem, die finanzielle Sicherheit und politische Stabilität Ihrer neuen Heimat recherchieren. Wie werden sich diese Bedingungen wohl in den kommenden Jahren verändern? Sind politische Unruhen zu erwarten, ein wirtschaftlicher Aufschwung oder eine Rezession? Das Letzte, was Sie möchten, ist, Ihrem eigenen Land den Rücken zu kehren, nur um drei Jahre später zu entdecken, dass Sie an einem ganz ähnlichen Ort gestrandet sind.

Die Erlangung der Staatsbürgerschaft ist in einigen Inselstaaten nicht sehr schwer. Mehrere Länder, die für sich als Steueroasen werben, bieten Zweitpässe, wenn man ein bestimmtes

Alter hat und einen Mindestbetrag in einer ihrer Banken deponiert. Wer mit einem Zweitpass wedelt, mag Freunde und Damen beeindrucken, aber er nützt Ihnen nicht viel, wenn Sie versuchen, unterhalb des Radars zu leben. Nach all der Arbeit, die Sie sich gemacht haben, um die über Sie in Umlauf befindlichen Informationen zu reduzieren, warum sollten Sie da weitere amtliche Hinweise über sich *hinzufügen* wollen?

Nachdem Sie sich häuslich eingerichtet haben, müssen Sie klären, wie Sie Ihren Lebensunterhalt bestreiten wollen. Egal, ob Sie von stetig fließenden Einnahmen aus Ihrem alten Leben oder von einem Geschäft leben möchten, sorgen Sie dafür, dass Sie Ihr Einkommen online verwalten können.

Womit Sie Ihre Brötchen verdienen, liegt an Ihnen. Womöglich haben Sie gerade eine Schadenersatzklage oder im Lotto gewonnen und möchten nun den glücklichen Gewinn genießen. Vielleicht mochten Sie Ihre Arbeit in der alten Heimat und würden gerne in diesem Bereich weiterarbeiten. Vielleicht haben Sie auch eine Geschäftsidee. Jetzt ist die Zeit gekommen, Ihren Traum zu verwirklichen!

Einer meiner Kunden war immer von Uhren fasziniert gewesen, und nachdem er nach Spanien ausgewandert war, um sich in Madrid niederzulassen, begann er, über eBay Uhren zu verkaufen. Er verdiente Tausende von Dollar, ohne die Ware je anzufassen. Die Kunden bezahlten ihn anonym via PayPal und stellten ihm so viele Fragen zu den Uhren, dass er schließlich beschloss, ein Buch darüber zu schreiben. Die Erlöse aus diesem E-Book verdreifachten sein Einkommen nahezu. Und niemand wusste, dass er in Madrid lebte.

Selbst über anderthalb Jahrzehnte nach dem Platzen der Internetblase kann man mit Online-Geschäften noch immer ordentlich Geld verdienen. Suchen Sie sich ein leicht per Click-&-Buy abzuwickelndes Geschäft und machen Sie sich ans Werk.

Einige Länder – zumeist tropische Inselstaaten – bieten die Möglichkeit, eine Firma mit einer besonderen Rechtsform zu gründen, eine sogenannte International Business Corporation

(IBC). Damit können Sie ein Bankkonto eröffnen und Geschäfte treiben, ohne lokal besteuert zu werden. Die Gründung kostet in den meisten Staaten um die tausend Dollar und ist ein hervorragender Weg, in Ihrer neuen Heimat unterhalb des Radars zu leben. Sie können Ihre Wohnung und Ihr Bankkonto auf den Namen dieser Firma laufen lassen und damit Ihren Namen und Ihre Identität vor neugierigen Behörden und Schnüfflern abschirmen, die Ihre Konten ausspähen möchten.

Wenn Sie in Verbindung mit Ihrer IBC eine Webseite starten wollen, wäre es vielleicht ratsam, die Firma, die Ihre Seite hosten soll, zu besuchen, um zu überprüfen, wie sie arbeitet. Als ich eine Webseite offshore einrichtete, gab es etliche Probleme, vor allem weil die Technikabteilung unterbesetzt war.

Wie werden Sie Ihr Geld verwalten, sobald Sie welches verdienen? Bankgeschäfte werden Ihre nächste Sorge sein, aber womöglich haben Sie mir dabei einiges voraus, denn wenn Sie gewieft genug sind, um Ihr eigenes Geld zu verdienen, wissen Sie wohl auch, wie man eine sichere Bank für sich findet. Eine Zeit lang hatte ich ebenfalls ein Auslandskonto und stieß auf zwei Probleme: Die Bank, die ich mir ausgesucht hatte, erhob hohe Gebühren für jede durchgeführte Transaktion, und es dauerte länger als üblich, bis die von mir eingereichten Schecks dem Konto gutgeschrieben wurden. Schließlich fand ich eine Bank, die meinen Bedürfnissen besser gerecht wurde.

Sie selbst wissen am besten, wie Sie Ihr Vermögen im Ausland anlegen. Eine Option, mit der Sie sich bislang vielleicht noch nie beschäftigt haben, ist die Verwendung von digitalen Währungen. Bitcoin und andere Digitalwährungen sind heute in aller Munde, aber es gibt noch weitere Konzepte, etwa mit Edelmetallen besicherte Kryptowährungen.

Gemein ist digitalen Währungen, dass sie im Visier der Behörden sind, weil sie zur Geldwäsche und für andere zwielichtige Zwecke missbraucht werden können. Big Brother betrachtet digitale Währungen und ihre Nutzer mit Argwohn. Warum sich solches Kopfzerbrechen bereiten? Ich könnte zwanzig Gründe nennen, warum Sie nicht mit digitalen Währungen Bankgeschäfte betreiben sollten, aber Sie kennen Ihre eigene finanzielle Lage besser als irgendjemand sonst, daher ist es Ihre Entscheidung.

Alles, was ich dazu sagen kann, ist: Halten Sie sich an die Gesetze. Entdecken die US-Finanzbehörden kriminelle Finanzbewegungen, leiten sie ein Ermittlungsverfahren ein und erwirken eine Anklage gegen unbekannt, falls es sich um einen oder mehrere anonyme Täter handelt. Die ausländische Bank erhält dann eine gerichtliche Anordnung zur Herausgabe der Namen.

Eine solche gerichtliche Anordnung wurde einmal gegen mich erlassen, als ich ein Konto bei einer Auslandsbank hatte, und das war alles andere als lustig. Achten Sie darauf, dass Ihre Bankgeschäfte legal sind, indem Sie einen Steuerberater konsultieren oder sich über die Besteuerung von Auslandsguthaben schlaumachen. Unterschätzen Sie nicht die Hartnäckigkeit der Finanzämter!

Wohnen, Staatsbürgerschaft, Gesundheitsversorgung, Lebensunterhalt, Bankgeschäfte: Sobald Sie sich detailliert mit diesen Themen befassen, sind Sie unterwegs zum »Leben auf der Insel«. Sie werden zu einer illustren Gruppe diskreter Exilanten gehören, die sich manchmal die »PT« nennen, ein Akronym, das wahlweise mit »perpetual tourist« (ewiger Tourist), »part-time traveller« (Teilzeitreisender) oder »prior taxpayer« (ehemaliger Steuerzahler) aufgelöst wird. Wenn Sie im Internet nach Informationen über den »Offshore-Lebensstil« suchen, werden Ihnen diese Ausdrücke des Öfteren begegnen.

Im Ausland zu leben ist aufregend. Wenn man aus der Heimatstadt verschwindet und dem eigenen Land den Rücken kehrt, um in einem anderen zu leben, trifft man auf der Reise Reiche, Arme, Kriminelle, Helden, Intellektuelle, Deppen, Spieler, Cowboys, Künstler, Geschäftsleute, Athleten, fette Schlaffis und so ziemlich jeden anderen erdenklichen Typus. Die einzigen Leute, die es in dieser Welt nicht schaffen können, sind die Zaghaften. *Bon voyage.*

16 Pseudozid 101

Ich war immer fasziniert von der Idee des »Pseudozids« – für mich die höchste Kunst des Verschwindens. Natürlich ist es streng verboten und könnte einen in große Schwierigkeiten bringen. Aber ich muss zugeben, glamourös wäre es.

Pseudozid: Ein fingierter Tod, um die Lebensversicherung zu kassieren oder in ein neues Leben zu entkommen.

Pseudozide sind ein häufiges Motiv in Literatur und Film – von Romeo und Julia bis zu dem Film *Eddie and the Cruisers* von 1983 über einen Rockmusiker, der seinen eigenen Tod vortäuscht, nur um zum großen Finale auf die Bühne zurückzukehren. Mein Lieblingsbeispiel ist Earl Hickey aus der Comedy-Serie *My Name Is Earl*, der seinen Tod vortäuscht, um einer Rockerbraut zu entfliehen. Ich fühle mit ihm.

Als Teenager war ich tief beeindruckt von dem Gerücht, Jim Morrison, der tote Sänger der Doors, sei auf dem Pariser Friedhof Père-Lachaise an seinem eigenen Grab vorbeigegangen. Dann gab es da die Geschichte, dass Elvis Presley in einem schmierigen Imbiss an der Route 66 Hamburger belegte. Selbst Billy the Kid könnte es getan haben: Zwei Männer, Brushy Bill Roberts und John Miller, behaupteten Jahre nach seinem »Tod«, er zu sein. Und keiner von uns, die wir in den 1970er-Jahren Kinder waren, wird jemals D. B. Cooper vergessen, den Mann, der eine Boeing 727 entführte, mit dem Fallschirm aus dem Heck absprang und vielleicht in jener regnerischen Nacht über dem Staat Washington ums Leben kam oder nicht. Neun Jahre später fand ein Junge ein Viertel der Lösegeldsumme halb verrottet in einem Sack an einem Flussufer. War das der Beweis, dass Cooper beim Aufprall umgekommen war, oder war es eine geniale Finte, mit der der einzige Flugzeugentführer der amerikanischen Geschichte, der nicht gefasst wurde, seinen Tod vortäuschte?

Nun, wir werden es niemals erfahren, nehme ich an, aber vier Jahrzehnte nach der Flugzeugentführung schlägt der Fall noch immer unsere Fantasie in Bann. Wussten Sie, dass ein Dorf im Pazifischen Nordwesten der USA bis heute einen »Cooper Day« zu seinen Ehren begeht? Ein Pseudozid scheint ein großartiger Weg zu sein, im Gedächtnis der Menschen zu bleiben, selbst wenn man dafür so tun muss, als wäre man tot.

Ich bin nicht sicher, was ich Ihnen für ein erfolgreich vorgetäuschtes Ableben raten soll. Es ist schwer zu sagen, wie kompliziert es werden könnte, weil die einzigen Leute, von denen wir hören, diejenigen sind, die erwischt wurden. Wer weiß, wie vielen Menschen es geglückt ist?

Ich wünschte, es gäbe eine Geheimgesellschaft, die alle erfolgreichen Scheintoten vereint, geleitet vielleicht von Guy Montag, dem Protagonisten aus *Fahrenheit 451*, der die verbotene Lust des Lesens entdeckt und vor dem buchfeindlichen Regime zu Gleichgesinnten in die Wälder abtaucht. Was gäbe ich nicht dafür, bei einem ihrer Treffen Mäuschen spielen zu dürfen.

Ein vorgetäuschter Tod ist zweifellos eine riskante Sache. Aber ich liebe es, mir vorzustellen, wie es wäre, wenn man sie durchziehen würde.

Der erste Schritt ist offensichtlich:

Ermitteln Sie, ob Sie irgendwelche Hinweise hinterlassen haben, als Sie Ihr Verschwinden planten.

Blicken Sie zurück und überlegen Sie, ob irgendetwas, das Sie in der Vergangenheit getan oder gesagt haben, ein Anhaltspunkt dafür sein könnte, dass Sie für immer verschwinden wollen. Haben Sie im Internet gesurft und nach Mietwohnungen in Neuseeland gesucht? Offenbart Ihr E-Mail-Archiv Nachforschungen über Auslandskonten in Gabun? Vielleicht sind Sie letztes Jahr auf die Fidschi-Inseln gereist, um sich dort zum Verkauf stehende Immobilien anzusehen, und werden vielleicht noch immer wöchentlich per E-Mail über neue Verkäufe auf dem Laufenden gehalten.

Wenn Sie Spuren hinterlassen haben, könnte das Verfolger auf die Fährte Ihres künftigen Lebens bringen. Den eigenen Tod vorzutäuschen ist ein Akt des Verschwindens wie jedes andere Untertauchen, bei dem man sich für alle Eventualitäten wappnen muss, auch für die Möglichkeit, dass Ermittler herausfinden, dass Sie gar nicht tot sind, und daher anfangen, nach Ihnen zu suchen. Für diesen Fall sollten Sie Vorsorge getroffen haben, dass es keine offensichtlichen Spuren von Ihnen gibt, denen die Fahnder folgen könnten.

Schauen Sie sich an, wohin Ihre Spuren führen:

Überprüfen Sie Ihren Browserverlauf, um festzustellen, ob Ihre Vergangenheit mit Ihrer geplanten Zukunft in Verbindung gebracht werden kann.

Sollte dies der Fall sein, ändern Sie Ihren Ausstiegsplan. Durchforsten Sie die Einzelverbindungsnachweise Ihres Festnetz- und Mobilfunkanbieters nach Nummern, die mit Ihrer Zukunft in Verbindung gebracht werden können. Ziehen Sie auf die Seychellen, wenn Sie die Bahamas angerufen haben. Fliegen Sie nach El Salvador, wenn Sie sich telefonisch nach Marrakesch-Flügen erkundigt haben.

Wohin Sie verschwinden möchten, ist wichtig.

Sie werden auffliegen, wenn Sie in Ihrem Land bleiben.

Kurze Geschichte eines vorgetäuschten Todes

Ein »Pseudozid« ist die Vortäuschung des eigenen Ablebens. Lernen Sie Raymond Roth kennen, einen Amerikaner, der eines Tages beschloss, seinen Tod vorzutäuschen, weil er sein altes Leben über Bord werfen und ein ganz neues beginnen wollte. Ach ja, natürlich nicht ohne ein bisschen Taschengeld von der Lebensversicherung.

An einem wunderschönen Nachmittag fuhren Raymond und sein zweiundzwanzigjähriger Sohn zum Strand, um Sonne, Sand und Wasser zu genießen. Zumindest nahmen die meisten Leute an, dass Vater und Sohn dies vorhätten. Nicht lange darauf legte Raymond seine Kleidung, Brieftasche (bis auf den Führerschein), iPhone (komplett alle Daten gelöscht), seine Brille und alles Übrige auf ein Handtuch, sprang ins kühle Wasser des Atlantiks und ward nicht mehr gesehen.

Der Sohn verständigte seine Stiefmutter, Raymonds Ehefrau, dass sein Vater vom Schwimmen nicht zurückgekehrt sei. Dann rief er die Polizei an, die sofort eine breit angelegte Rettungsaktion in die Wege leitete. Während Behörden, Freunde und Nachbarn verzweifelt nach Raymond suchten und befürchteten, dass er ertrunken war, genoss dieser eine Autofahrt zu einer Wohnung im sonnigen Florida.

Vor seinem Verschwinden hatte Raymond seinem Sohn per E-Mail erklärt, wie er nach der Vortäuschung seines Todes Kontakt zu ihm aufnehmen könne, und obendrein noch ein paar wenig schmeichelhafte Bemerkungen über seine Frau hinzugefügt. Eine Anmerkung: Wenn Sie vorhaben, Ihren eigenen Tod vorzutäuschen, verzichten Sie darauf, anderen Ihre posthume Kontaktadresse zu mailen. Wie blöd kann man sein! Außerdem sollten Sie vielleicht besser keine unfreundlichen Dinge über einen Menschen hinterlassen, dem Sie durch Ihre Tat schweres Leid zugefügt haben. Das könnte sich rächen!

Ohne Wissen von Mrs Roth hatte Raymond ihr Haus zum

Verkauf angeboten, ihre Bankkonten geplündert und seine Lebensversicherung auf eine halbe Million Dollar erhöht. Raymond musste wohl ein Sack Steine auf den Kopf gefallen sein, denn jede einzelne dieser Handlungen signalisierte laut und deutlich: Achtung: Versicherungsbetrug!

Der scheintote Raymond schaffte es, seine eigene Dummheit sogar noch zu überbieten, indem er seinem Sohn eine Notiz hinterließ, wie er den Verkauf des Hauses abwickeln sollte. Ein brillanter Schachzug, mit dem er ein weiteres Beweisstück lieferte und obendrein seinen Sohn mit in die Sache hineinzog. Als dieser von der Polizei befragt wurde, knickte er rasch ein. Von dem Betrug in Kenntnis gesetzt, war Mrs Roth vor Zorn so außer sich, dass sie ihren Mann in einer Pressemitteilung in der Luft zerriss.

Raymond hat uns eine schnelle Lektion erteilt, wie man nicht verschwinden sollte. Zu seinem Unglück bezahlt er dafür mit einem längeren Gefängnisaufenthalt.

Manch eine oder einer von Ihnen hegt womöglich selbst den geheimen Wunsch, den eigenen Tod vorzutäuschen. Vielleicht sind Sie auf die brillante Idee gekommen, sich in den Rhein oder die Elbe zu stürzen in der Hoffnung, dass alle glauben werden, Sie seien auf den Grund des Flusses gesunken und von den Fischen gefressen worden. Leider ist Wasser der gemeinsame Nenner in den meisten Fällen vorgetäuschter Tode. Viele haben zuvor ihre Lebensversicherung aufgestockt. Wenn Sie das getan haben, schlagen Sie dieses Buch zu und verabreichen Sie sich selbst ein paar gepfefferte Ohrfeigen – jeder weitere Kommentar erübrigt sich!

Was wollen Sie tun, um sich ein neues Leben aufzubauen, sobald Sie im Ausland sind? Ich glaube, man darf getrost sagen:

Sie werden, um das Ding zu drehen, eine neue Identität brauchen.

Und hier wird es kniffelig: Wo und wie verschafft man sich eine neue Identität? Ich persönlich würde versuchen, an die Identität eines Ausländers zu kommen. Ich würde in ein kleines Land reisen, in dem große Armut herrscht, und mit einem Familienvater ein Geschäft vereinbaren: Ich schicke ihm jedes Jahr ein paar Tausend Dollar, dafür darf ich seine persönlichen Daten nutzen.

Ich würde keine Identität von jemandem kaufen, der gefälschte Dokumente anbietet. Falsche Dokumente tragen Identifikationsnummern, und Sie werden wohl kaum wissen, wie Sie diese auf Gültigkeit überprüfen oder sicherstellen können, dass die Nummern korrekt sind. Der Fälscher könnte dieselbe Nummer bei mehreren Pässen benutzt oder zum Beispiel fünfzehn Pässe auf den Namen Marie Mai gedruckt haben. Stellen Sie sich vor, Sie und vierzehn andere Marie Mais wollen an Bord desselben Fluges gehen – höchst unwahrscheinlich, aber nicht unmöglich.

Ich würde auch keine Identität von jemandem kaufen, der Duplikate anbietet. Sie wissen nicht, ob die Daten noch gültig sind. Sie haben keine Ahnung, ob die Person auf den Papieren tot ist oder lebt und vielleicht gar im Gefängnis sitzt. Außerdem ist Ihre Zeit begrenzt, wenn Sie die Daten eines anderen übernehmen, weil die Dokumente ja irgendwann verlängert werden müssen. Wenn die Person der duplizierten Ausweise stirbt, laufen Sie mit der Identität eines Toten durch die Gegend. Dann haben Sie ein Problem.

Sollte der Verkäufer der Identität verhaftet werden, könnte er Sie außerdem denunzieren. Auch dann wären Sie in der Bredouille. Glauben Sie mir: Der beste Weg ist der, eine »Freundin« oder einen »Freund« in einem Land der Dritten Welt zu suchen und ihr bzw. ihm zu einem deutlich besseren Leben zu verhelfen im Tausch gegen ihre/seine Hilfe bei der Beantragung von gültigen Ausweispapieren.

Was wäre der ideale Zeitpunkt, um ins Reich der Scheintoten zu wechseln? Darauf habe ich keine gute Antwort, aber ich weiß, wann man die Finger davon lassen sollte.

Verknüpfen Sie Ihren »Tod« nicht mit einem natürlichen oder von Menschen gemachten Desaster.

Versicherungsunternehmen und die Strafverfolgungsbehörden haben solche Ereignisse genauestens im Blick.

Ein Mann namens Steven Chin Leung, der in Hawaii wegen eines Passvergehens angeklagt war, gab sich als sein eigener, nicht existenter Bruder aus und behauptete, Steven habe zur Zeit des Anschlags vom 11. September 2001 auf das World Trade Center für den dort ansässigen Finanzdienstleister Cantor Fitzgerald gearbeitet. Steven bekam vier Jahre Haft aufgebrummt. Vergessen Sie diese katastrophale Idee.

Wenn Sie Ihren eigenen Tod vortäuschen wollen, um die Lebensversicherung zu kassieren, benötigen Sie einen Komplizen.

Ihre Lieben müssen in den Plan eingeweiht sein.

Jemand muss da sein, um den Scheck abzuholen. Natürlich ist die Wahrscheinlichkeit umso höher, dass die Sache schiefgeht, je mehr Leute davon wissen.

Offenbar führte ein Ehestreit zum spektakulären Scheitern von John Darwin, vielleicht der berühmteste Pseudo-Tote der jüngsten Geschichte. Darwin, ein Engländer mit Frau und zwei Kindern, paddelte eines Nachmittags 2002 in seinem altgedienten Kanu aufs offene Meer hinaus und kehrte nicht zum Mittagessen zurück. Seine Frau, Anne, verständigte die Behörden, eine Suche wurde eingeleitet, doch John war offenbar zu Fischfutter geworden.

Kurze Zeit darauf meldete sich der wundersam wiederauferstandene John bei seiner Frau und gestand ihr die Wahrheit.

Sein Auftauchen hielt sie indes nicht davon ab, ihre Ansprüche gegenüber den Versicherungsgesellschaften geltend zu machen, die sich zusammen auf ein erkleckliches Sümmchen beliefen.

Nachdem er ein Jahr lang in seinem Haus in Deckung gegangen war, verschaffte sich John einen neuen Pass als John Jones – ein kluger Zug in Anbetracht der Tatsache, dass er sich mit diesem Namen nun in einem Meer von Namensvettern verlieren würde. Es war auch clever von ihm, seinen Vornamen zu behalten, statt sich Jimmy, Chris oder Barney zu nennen.

John war ein geschäftiger Toter. Einmal lief er einem alten Freund über den Weg, der von seinem tödlichen Unfall gehört hatte. John bat ihn zu schweigen, was der Freund auch tat. Von den Behörden später zur Rede gestellt, erklärte der Mann, er habe schlicht nicht in die Sache verwickelt werden wollen, nicht einmal durch einen anonymen Anruf. Gott segne ihn.

John fand außerdem eine Geliebte für sich in Kansas. Das war der fatale Fehler Nummer 1., solange seine Frau noch im Spiel war.

Nach einigen Jahren als Globetrotter landete John in Panama, während Anne das eheliche Haus verkaufte. Zusammen erwarben sie eine Eigentumswohnung und ein Anwesen für 350 000 Dollar in Escobal. Sie hatten vor, einen Kanuverleih zu eröffnen. Das war der fatale Fehler Nummer 2. Hätten sie *Wie man sich in Luft auflöst* gelesen, so hätten sie gewusst, dass man seinen Lebensstil ändern muss, wenn man erfolgreich verschwinden will, denn nach dem Abtauchen werden die Vorlieben, Hobbys und Leidenschaften der Verschwundenen leicht zu verräterischen Indizien ihres unverhofften Weiterlebens.

Im Dezember 2007 flog John zurück nach Großbritannien in der Absicht, seinen Sohn zu besuchen, spazierte aber in ein Londoner Polizeirevier, wo er behauptete, keine Erinnerung

Vielen Dank, John Darwin

Ich habe John Darwin zwar bislang noch nicht kennengelernt, trotzdem möchte ich ihm von ganzem Herzen danken. Als seine Geschichte in den Nachrichten kam, wurde ich von den Medien in Großbritannien und einigen anderen Ländern förmlich bestürmt, was meine Firma an die Spitze jener Unternehmen katapultierte, die für den Schutz der Privatsphäre ihrer Kunden kämpfen und bei Bedarf für ihr unauffälliges Verschwinden sorgen. Der Witz ist: Zwanzig Jahre meines Lebens hatte ich damit verbracht, von Iowa bis Helsinki Leute zu jagen, doch dafür hatte sich niemand interessiert. Dann kommt so ein harmloser Brite daher, täuscht seinen Tod vor, und *bumm*, schon stehe ich im Rampenlicht. John, wenn Sie dies hier jemals lesen: Herzlichen Dank!

Etwa ein Jahr nach Johns Verurteilung schrieb ich ihm einen Brief, in dem ich mich vorstellte, ihm von meiner Tätigkeit berichtete und ihn fragte, ob ich ihn im Gefängnis einmal besuchen dürfe. Einen Monat später rief ein Bursche mit einem britischen Akzent von einer Nummer in Florida an. Der Herr stellte sich vor und erzählte mir, er sei Johns Zellengenosse gewesen und dieser habe ihn gebeten, Kontakt zu mir aufzunehmen. Er bot mir die Rechte an John Darwins Lebensgeschichte an, für 250000 Dollar. Ich fragte ihn, ob er mit John einen Vertrag habe. Er erwiderte, das habe er – geschrieben auf eine Serviette.

Ich sagte ihm, er solle Leine ziehen. Aber bevor er mich in Ruhe ließ, rief er noch einmal an und behauptete, er könne echte britische Pässe beschaffen. Ich legte auf und hörte nie wieder von ihm.

daran zu haben, wo er die vorangegangenen Jahre gewesen war. Ich vermute, er wollte aus seiner Ehe und der Situation in Panama aussteigen, und irgendein schlecht funktionierender Teil seines Gehirns hatte ihm eingeflüstert, dass ihm das auf diese Weise gelingen könne. Anne war froh über die Rückkehr ihres Ehemanns. Dann tippte jemand »John«, »Anne« und »Panama« in die Suchmaske von Google und stieß auf ein Foto des glücklichen Paars auf der Webseite ihres Wohnkomplexes in dem mittelamerikanischen Land.

Am Ende war John doch kein Held des vorgetäuschten Ablebens, sondern nur ein dummer Gauner.

Immerhin: Es war ein fast vollkommenes Verbrechen, ein beinahe perfekt vorgetäuschter Tod. Gerüchten zufolge hatte das Paar Eheprobleme. Ich nehme, dass es Anne nichts ausgemacht hatte, gemeinsam mit ihrem Mann einen schweren Betrug zu begehen, aber eine Freundin in Kansas mit ihm zu teilen, das kam für sie nicht infrage.

Ich hoffe, Johns Fehler sind für Sie offenkundig. Was für ein Trottel spaziert in eine Polizeiwache und behauptet, seit fünfeinhalb Jahren unter Amnesie zu leiden, nachdem er erst drei Monate zuvor mit seiner Frau nach Panama gezogen ist? Das betrügerische Ehepaar wurde zu je sechs Jahren in einem Gefängnis Ihrer Majestät verurteilt.

Es ist eine Sache, die Strafverfolgungsbehörden und die Medien *einmal* zum Narren zu halten, aber sie ein zweites Mal an der Nase herumführen zu wollen ist schiere Dummheit. Wenn Sie Ihren Tod erfolgreich vortäuschen, bleiben Sie tot!

Im Gefolge der globalen Finanzkrise war Darwin geradezu ein Trendsetter und wurde zum Vorläufer etlicher Möchtegern-Toter. Jeder Topmanager, dessen Flucht ins Ausland spektakulär scheiterte, lehrt uns eine weitere Lektion, wie man seinen eigenen Tod besser nicht fingiert.

Der Star in meiner Sammlung der Unrühmlichen dürfte wohl Marc Schrenker sein, Vorstandschef irgendeines windigen Finanzunternehmens, dem ein Berg von Vorladungen und Klageschriften der Bundesbehörden ins Haus schneite. Marc wusste, dass er geliefert war. Er beschloss, mit seinem Privatflugzeug loszufliegen, einen Notruf abzusetzen, auf Autopilot zu stellen und mit seinem Fallschirm abzuspringen.

Was für eine gewissenlose Tat, er hätte damit Dutzende von Menschen töten können!

Seinen eigenen Tod vorzutäuschen ist verboten. Besonders verwerflich ist es aber, dabei das Leben anderer in Gefahr zu bringen.

Nachdem der Schwindler sicher auf dem Boden gelandet war, trampte er zu einem Polizeirevier und behauptete, einen Kanu-Unfall gehabt zu haben. Was für eine Ironie. Die Polizei war so freundlich, ihn zu einem örtlichen Motel zu bringen, wo er die Nacht verbringen konnte. Am nächsten Morgen stahl sich Marc Schrenker davon und ging zu Fuß zu einem gemieteten Lagerraum, wo er sein Motorrad und andere Utensilien gebunkert hatte.

Er fuhr übers Land und suchte Zuflucht auf einem Campingplatz in Quincy, Florida. Den Leuten erzählte er, dass er und seine Freunde auf einer Geländetour seien. Marc zahlte in bar und besorgte sich ein Zelt, Feuerholz, das Passwort für den Internetzugang und einen Sixpack Budweiser.

An jenem Abend schickte er einem Freund eine E-Mail (oh, Mann!), in der er beichtete, dass der fingierte Flugzeugabsturz ein Fehler gewesen sei, er sich aber zu sehr schäme, um sich zu stellen. Wenn sein Freund diese Nachricht lese, fügte er hinzu, sei er schon nicht mehr.

Am nächsten Tag war er in Polizeigewahrsam. Der Eigentümer des Zeltplatzes hatte Verdacht geschöpft, als Marc nicht abreiste. Er ging zu dessen Zelt und entdeckte einen großen Blutfleck. Zufällig fragte die Polizei kurz darauf bei verschiedenen Geschäftsleuten der Gegend an, ob ihnen kürzlich irgendetwas Ungewöhnliches aufgefallen sei, woraufhin der Zeltplatzeigner den Blutfleck meldete. Die Polizei durchkämmte den Zeltplatz und das umliegende Gelände und fand den Flüchtigen: Er hatte mehrere Schnitte an den Handgelenken und eine beträchtliche Menge Blut verloren. Er wurde in ein Krankenhaus geflogen.

Eine weitere Lektion für Möchtegern-Tote:

Täuschen Sie keinen Tod vor, wenn das in Ihnen den Wunsch nährt, tatsächlich Selbstmord zu begehen!

Wegen Gefährdung der Flugsicherheit und vorsätzlicher Herbeiführung eines Flugzeugabsturzes erwarteten Marc nun Anklagen der Bundesstaaten Florida, Alabama und Indiana sowie der Bundesflugaufsicht und womöglich auch noch des US-Küstenschutzes. Warum hatte er sich nicht einfach von einem anderen Piloten in ein Land ausfliegen lassen, das keine Straftäter ausliefert, statt sein Flugzeug zerschellen zu lassen? Ein Land wie etwa Nigeria hätte ihn mit seinen Millionen schon willkommen geheißen. Ich glaube, Schrenker hatte irgendwelche psychischen Probleme.

Man muss sich nicht so dumm anstellen wie Marc Schrenker, um bei der Vortäuschung des eigenen Todes zu scheitern. Wer ins Reich der Pseudo-Toten wechseln will, sollte in jedem Detail überzeugen – noch mehr als bei jeder anderen Art des spurlosen Verschwindens. Denken Sie daran:

Schon die geringste Merkwürdigkeit in Ihrer Geschichte kann Sie auffliegen lassen.

John Stonehouse, einst Mitglied des britischen Parlaments, wusste das nur zu gut. Man stelle sich vor: ein Politiker, der sich in Luft auflösen will. Würde ihm doch nur manch anderer unserer Politiker nacheifern!

Im November 1974 ließ Stonehouse seine Kleidung an einem Strand in Miami zurück. Man nahm an, dass er ertrunken war, doch in Wirklichkeit war er zu seiner Geliebten nach Australien unterwegs. Um sich dort einzurichten, ließ er sich Geld unter einem Namen überweisen und zahlte es unter einem anderen Namen ein, was die Aufmerksamkeit einer neugierigen Bankkassiererin erweckte. Sie meldete die Auffälligkeit den Behörden, die beschlossen, die Umtriebe des mysteriösen Briten unter die Lupe zu nehmen.

Die Polizei hegte den Verdacht, dass es sich bei dem Verdächtigen um Lord Lucan handeln könnte, der nach der Ermordung des Kindermädchens der Familie kurz zuvor aus dem Vereinigten Königreich geflohen war. Glück für die Behörden, das nenne ich Duselfaktor! Stonehouse war auf dem besten Weg, ein schönes neues Leben mit seiner jungen Gespielin zu beginnen, da ließ ein anderer Fall, der nichts mit ihm zu tun hatte, seinen Traum vom Paradies zerplatzen.

Am Weihnachtsabend, etwas über einen Monat nach seiner großartigen Flucht aus Miami, kam Stonehouse in Untersuchungshaft. Er wurde zu sieben Jahren Gefängnis verurteilt, von denen er vier absaß. Hinterher heiratete er seine Geliebte, schrieb mehrere Romane und wurde zu einer lokalen Berühmtheit.

Was Lord Lucan angeht, er wurde, wie die Protagonistin der Kindersendung *Jagd um die Welt: Schnappt Carmen Sandiego!*, an vielen Orten der Welt gesichtet. Mit dem einzigen Unterschied, dass der gute Lord noch immer auf der Flucht ist.

Leute, die ihren Tod vortäuschen wollen, möchten wie Lord Lucan sein und sich erfolgreich in Luft auflösen. Einige, wie Patrick McDermott, sind diesem Ziel verlockend nahe gekommen. McDermott, lange Zeit der Liebhaber der Sängerin Olivia Newton-John, verschwand im Jahr 2005 auf einem gecharterten Angelausflug. All seine Sachen blieben in seiner Kabine auf dem Boot zurück. McDermott steckte zu dieser Zeit in finanziellen Schwierigkeiten.

Aber wie oben schon erwähnt stellte das Ermittlungsteam der NBC-Kriminaldoku *Dateline* eine Webseite ins Netz, um Patrick zu suchen, und bemerkte dann erstaunt, dass die Seite viele Besuche aus dem mexikanischen Puerto Vallarta erhielt. Das Team schnüffelte in der Gegend ein wenig herum und spürte über ein Dutzend Zeugen auf, die behaupteten, Patrick gesehen zu haben.

Als die Detektive ihrer Zielperson immer näher auf die Pelle rückten, ließ Patrick ihnen durch einen »Vertreter« die Nachricht zukommen, sie möchten ihn in Ruhe lassen. Schließlich fanden sie heraus, dass er unter dem Namen Patrick Kim als Besatzungsmitglied einer Jacht arbeitete.

Pech gehabt.

17 Abschließende Gedanken

Sich in Luft aufzulösen ist schwer. Es ist langwierig. Es kann gefährlich und anspruchsvoll sein. Es erfordert Bargeld, Elan, Opferbereitschaft, rigoroses Denken, Mut und Entschlossenheit. Sie müssen Perfektionist sein. Sie müssen jedem kleinen Detail Aufmerksamkeit schenken. Aber wissen Sie was? Wenn Sie auch nur halbwegs Ihre fünf Sinne beisammenhaben, sind Sie gegenüber drei Viertel der Leute, die spurlos abzutauchen versuchen, im Vorteil. Ich bin verblüfft, wie viel Leichtsinn und Gedankenlosigkeit mir bei meiner Arbeit jeden Tag unterkommen.

In diesem Kapitel gebe ich Ihnen einige abschließende Hinweise darauf, was Sie in der Welt der spurlos Verschwundenen erwartet. Nichts davon ist wirklich unerlässliches Wissen, aber wie ich hoffe, dennoch nützlich. Es kann nie schaden, vorbereitet zu sein. Ich sehe mich als Ihr wohlmeinender Onkel, der Sie mit guten Wünschen zur Tür hinaus in ein freieres, privateres Leben begleitet.

Hier die erste meiner letzten Lektionen:

Ihnen wird in der Welt der Verschwundenen ein Haufen Verrückter begegnen.

Ich begegne jeden Tag Dutzenden von ihnen. Eine war eine Frau, die verrückte Jane.

Eines Tages saß ich in meinem Büro, als mich ein Kunde anrief und fragte, ob es möglich wäre, jemandem beizubringen, wie man spurlos verschwindet. Ja, selbstverständlich, lautete meine Antwort. Er bat mich, ihm eine Checkliste von Dingen zu schicken, die zu erledigen wären. Alles hänge, erwiderte ich, von den Mitteln, den Bedürfnissen und den Zielen der Person ab, die verschwinden wolle.

Einige Tage später rief er wieder an und bat mich um eine Unterredung mit seiner Kundin, um ihr beizubringen, wie man sich aus dem Staub macht. Ich war einverstanden, und wir vereinbarten ein Treffen in der folgenden Woche. Ich dachte, wir würden zusammenkommen, einen Kaffee trinken und plaudern, oder sie würden mich zum Abendessen einladen.

Falsch!

Mein Kunde nannte mir nur allgemein die Gegend, in der wir uns treffen würden, und am Abend fuhr ich dorthin. Nach ein paar Minuten bekam ich einen Anruf: Sie waren in einem nahe gelegenen Hotel. Ich sollte sie auf ihrem Zimmer treffen. Hmmh, na gut, dachte ich.

In dem Zimmer begrüßten mich der Kunde und eine Frau mit Akzent namens Jane. Nachdem wir die Formalitäten geklärt hatten, erzählte sie mir ihre Geschichte. Sie verfüge über eigenes Geld und sei eine leidenschaftliche Tierrechtsaktivistin. Sie habe mehrere Tierfarmen verklagt, was den Tierquälern Gefängnisstrafen eingebracht habe. Ich bat sie, mir genau zu sagen, wen sie weshalb wo verklagt hatte, und versprach, nicht über sie zu urteilen. Sie weigerte sich und beließ es dabei.

Jane sagte, dass Leute sie mit dem Tod bedrohten. Sie hätten tote Hühner und geschlachtete Kälber auf ihr Grundstück geworfen. Mein Kunde unterbrach sie, um hinzuzufügen, dass auf ihrem Grundstück auch eine Rohrbombe gefunden worden sei.

Jane nahm all diese Drohungen ernst, worin ich sie bestärkte. Ich fragte nach ihrer finanziellen Situation und wovon sie nach dem Abtauchen leben wolle. Sie erklärte, sie entstamme einer reichen europäischen Familie, die ein Familienunternehmen führe. Sie lebe von dem Treuhandvermögen aus der Firma und sei geschieden, daher sei Geld kein Problem.

Als ich ihr zuhörte, ging mir als Erstes durch den Kopf, dass sie das alles doch ziemlich gelassen nahm. Sie redete wie eine Person, die mir Dinge erzählte, über die sie nachgedacht hatte, nicht Dinge, die sie wirklich erlebt hatte. Ich bat darum, ihren Führerschein zu sehen, doch das lehnte sie ab. Schließlich bat ich sie um ihre Sozialversicherungsnummer, in den USA eine wichtige Personenkennung, die oft als eine Art Ersatzausweis dient. Sie weigerte sich wieder. In Anbetracht der Tatsache, dass diese Frau um Hilfe bat, war sie nicht sonderlich kooperativ.

Mir kamen Bedenken, ich hakte nach und bat sie, mir den Grund für ihre Widerspenstigkeit zu erklären. Ihre Erklärung war, dass sie für die Regierung arbeite – Arbeit einer Art, die für mich absolut keinen Sinn ergab. Sie verfüge über die höchste Sicherheitsfreigabe und besitze eine behördlich ausgestellte falsche Identität.

Hier eine wichtige Lehre, die ich über die Jahre von Leuten wie Jane gelernt habe:

Wenn es gedrechselt klingt, sei auf der Hut.

Man erkennt, dass man es mit Verrückten zu tun hat, wenn sie im selben Atemzug von »Schlössern« und »Sicherheitsfreigabe« reden. Jane erzählte mehr: Wie sie unter königlichen Hoheiten aufgewachsen war und Bedienstete hatte und so weiter. Sie erwähnte einen Ort in Großbritannien, den ich mehrmals besucht hatte. Ich ließ eine Anmerkung darüber fallen, die eine Erwiderung hätte auslösen müssen. Sie reagierte gar nicht darauf, was mir das Gefühl gab, dass sie niemals dort gewesen war.

Kurz, unsere Unterhaltung erbrachte, dass sie reich war und umziehen wollte, damit die Tierquäler sie nicht finden und töten konnten. Das Treffen endete freundlich, beide Parteien versicherten, in Kontakt zu bleiben.

Mein Kunde begleitete mich zum Auto, doch bevor er den

Mund aufmachte, sagte ich: »Die Frau hat schwer was an der Schüssel!« Er war anderer Meinung und versuchte, mich zu überzeugen, dass an ihrer Geschichte etwas dran sei. Er witterte das Geld, ich den Ärger. Das Treffen hatte bei mir ein mulmiges Gefühl hinterlassen.

Ich besaß genug Menschenkenntnis, um zu wissen, dass sie nicht von hier war, daher fuhr ich im Parkhaus des Hotels herum, um nach Nummernschildern anderer Bundesstaaten Ausschau zu halten, aber ich fand keine. Die Ecke war wenig belebt, deshalb fuhr ich mit dem Wagen die Straße hinunter zu einem Imbiss. Da stand ein Wagen mit einem Nummernschild aus Pennsylvania, das ich mir notierte.

Am nächsten Tag im Büro ließ ich jemanden die Nummer überprüfen. Der Fahrzeughalter trug Janes Nachnamen und hieß mit Vornamen Mike. Ich gab Eileen alles, was ich über Jane wusste:

1. Jane X
2. Bensalem, Pennsylvania
3. Rechtsanwalt
4. geschieden
5. Millionärskind

Eileen telefonierte herum und erfuhr, dass Jane X mit Mike X verheiratet gewesen, aber gestorben war. Jane hatte eine Schwester, Joan. Eileen fand heraus, dass die Frau, die ich getroffen hatte, Joan X sein musste, die die Identität ihrer Schwester angenommen hatte.

Eileen rief dann beim Sekretär der reichen europäischen Familie an, aus der Jane angeblich stammte. Sie behauptete, eine kurze Notiz über die Familie zu schreiben und nur eine Frage zum Alter der Geschwister stellen zu wollen. Doch Jane und Joan passten nicht in die Altersgruppe der echten Kinder, die alle im Familienbetrieb arbeiteten. Obendrein hieß niemand in der Familie Jane oder Joan.

Ich bat den Kunden um Janes Mobilnummer, versicherte ihm aber, sie nicht anzurufen. Eileen stellte fest, dass es eine Prepaid-SIM-Karte war. Man stelle sich vor: eine reiche Aristokratin, die mit einem Prepaid-Handy unterwegs ist. Kann ich mir nicht vorstellen. Die einzigen Anrufe auf der Anrufliste waren die an meinen Kunden.

Als Nächstes rief Eileen Mike X an, den vermeintlichen Ehemann, und verschaffte sich unter einem Vorwand seine Mobilfunknummer sowie alle anderen im Haus genutzten Nummern.

Der einzige Berührungspunkt meines Kunden zu Jane war das Prepaid-Handy, dessen Nummer er mir gegeben hatte. Als wir das Haus anriefen, sprang ein Anrufbeantworter mit der Botschaft an, wir hätten Mike X angerufen. Der andere Anrufbeantworter meldete sich als Anschluss von Joan X. Die Stimme gehörte derselben Frau, die ich getroffen hatte, nur ohne den britischen Akzent.

Das wurde alles immer merkwürdiger.

Eileen ermittelte weiter und fragte bei der örtlichen Polizei nach. Sie erfuhr, dass es nie Anzeigen wegen Rohrbomben gegeben hatte und keine Tierkadaver auf dem Grundstück irgendeines Ortsansässigen gefunden worden waren. Ich rief meinen Kunden an und erzählte ihm, was wir herausgefunden hatten, doch er ließ sich nicht beirren. Er witterte weiter Geld. Ich erklärte ihm, dass ich mit der Frau nichts am Hut haben wolle.

Später wünschte er sich bestimmt, auf mich gehört zu haben. Es stellte sich heraus, dass die Frau unter Schizophrenie litt. Es gab kein Geld. Es gab keine Rohrbombe. Er hatte nutzlos seine Zeit verplempert.

Die Moral von der Geschichte: Nicht jeder, der verschwindet, tut dies aus vernünftigen Gründen.

Nachdem Sie verschwunden sind, sollten Sie allen Menschen, die Sie kennenlernen, mit Vorsicht begegnen.

Ich kam mit einem potenziellen Kunden in der Schweiz in Kontakt, der mit seiner Familie verschwinden musste. Seine Frau und er hatten acht Kinder, vielleicht mehr. Das Jugendamt der Stadt erhielt einen anonymen Anruf, dass die Familie in keiner geeigneten Bleibe für so viele Bewohner lebe und es womöglich Kindesmissbrauch gebe. Als das Jugendamt der Sache auf den Grund ging, kam es zu einer Konfrontation, die Eltern wurden auf die Polizeiwache gebracht und die Kinder in die Obhut des Jugendamts überstellt. Die Eltern lebten in einer so kleinen Wohnung, weil sie das Geld für den Kauf eines großen Bauernhofs zusammensparten.

Ein Rechtsanwalt wurde eingeschaltet, schließlich wurden die Eltern entlastet. Die Kinder kamen nach einigen Wochen zu ihnen zurück, für sie war es eine traumatische Erfahrung. Einige Wochen vergingen, da meldete sich wieder das Jugendamt, um einem neuerlichen Hinweis auf Kindesmisshandlung nachzugehen. Auch diesmal wurden keine Beweise entdeckt. Die Eltern bekamen es mit der Angst und hatten große Sorge, dass die falschen Anschuldigungen nicht aufhören würden. Der Gedanke, dass ihnen die Kinder weggenommen würden, war entsetzlich, daher kauften sie ein Haus im nahen Ausland.

Nach drei Monaten in ihrem neuen Heim stand die Polizei vor ihrer Tür und bat sie zu einer Vernehmung am folgenden Tag aufs Revier. Die Eltern waren schockiert, die Vorstellung, ihre Kinder in einem fremden Land zu verlieren, erschien ihnen unerträglich. Sie packten alles Nötige zusammen, verließen auf der Stelle das Haus, nahmen Kontakt zu mir auf und baten mich, ihnen beim Verschwinden zu helfen.

Ich traf die ganze Familie in einem Hotelzimmer in Zürich, ein uriges Bild, das mich an den Schwarzenegger-Film *Der Kindergarten-Cop* erinnerte. Noch nie hatte ich eine so große Familie kennengelernt. Hosenscheißer, wohin das Auge blickte. Die Eltern erzählten mir ihre Geschichte. Sie klang vernünftig, die Leute kamen mir normal vor. Ich konnte keine warnenden Anzeichen oder Gründe erkennen, warum ich ihnen nicht hätte helfen sollen. Vor meiner Ankunft ließ ich einen Rechtsanwalt die Prozessakte übersetzen (mit unkenntlich gemachten Namen), aus der hervorging, dass alle Anschuldigungen fallen gelassen worden waren.

Eine einzelne Person verschwinden zu lassen ist schon schwierig, bei zehn Personen ist es reinste Zauberkunst. Das größte Problem war, die Kinder ein- und umzuschulen. Das geht nicht, ohne dass es Fahnder und Schnüffler leicht herausfinden. Eine der Ideen, die wir erwogen, war eine Amish-Gemeinde in den USA, aber das erschien dann doch zu extrem. Stattdessen suchten wir weltweit nach christlichen Kommunen, was sich als geniale Idee entpuppte. Wir fanden eine, die Hausunterricht und eine ganzheitliche medizinische Versorgung anbot.

Die Moral von der Geschichte ist: Selbst wenn man im Leben alles richtig macht, kann einem Übles widerfahren, ohne dass man dagegen etwas ausrichten kann. Wenn das geschieht, liegt es an Ihnen, sich selbst und Ihre Familie zu schützen. Manchmal kann das heißen, in einer Kommune unterzutauchen.

Es sind nicht nur Verrückte, über die Sie sich in der Unterwelt der Verschwundenen Sorgen machen müssen. Wenn Sie ins Ausland gehen oder im Internet Kontakt zu anderen Freunden des Verschwindens aufnehmen, stehen die Chancen gut, dass Ihnen eine Menge Gauner und verdeckt arbeitende Ermittler der Strafverfolgungsbehörden begegnen. Ich habe ein kleines Motto, das ich meinen Kunden gern weitergebe:

Gehen Sie davon aus, dass jeder, den Sie kennenlernen, bis zum Beweis des Gegenteils ein Polizist, ein Krimineller oder ein Verrückter ist.

Als Berater von Menschen, die spurlos verschwinden möchten, habe ich früh gelernt, Leuten auf den Zahn zu fühlen. Sie sollten diese Fähigkeit ebenfalls entwickeln.

Einmal schickte mir ein Bursche aus Las Vegas aus heiterem Himmel eine E-Mail, in der er anfragte, ob ich ihm helfen könne unterzutauchen. »Gut, schildern Sie mir Ihre Geschichte«, schrieb ich zurück.

Er erzählte, dass er auf eBay Artikel verkaufe und die Polizei ihm mitgeteilt habe, dass er gestohlene Waren anbiete. Er versicherte, er habe von den heißen Radios und Fernsehgeräten keine Ahnung gehabt und nun Angst, dass sein Lieferant hinter ihm her war.

Zuerst stellte ich keine allzu tiefschürfenden Fragen. Ich war froh über einen neuen Kunden, daher plauderte ich ein wenig mit ihm. Aus irgendeinem Grund wollte er mir nicht sagen, warum sein Lieferant hinter ihm her war. Er wiederholte immer nur »Ich weiß nicht« oder »Man kann nie wissen«.

In meinem Kopf schrillten die Alarmglocken.

Also beschloss ich, meinem neuen Kunden etwas auf den Zahn zu fühlen, und hatte schon bald Anlass, der Schicksalsmacht – welche es auch sein mag – zu danken, die das Universum lenkt. Auf Mr Vegas nämlich wartete, wie sich herausstellte, ein Prozess wegen Hehlerei in mehreren Fällen. Ich grub noch tiefer und entdeckte, dass der Depp in eine Falle verdeckter Ermittler getappt war, die ihm gestohlene Waren angeboten hatten. Kein Wunder, dass sein »Lieferant« hinter ihm her war – sein Lieferant war ja die Polizei!

Ich stellte meinen verbrecherischen Kunden zur Rede und legte meine Ermittlungsergebnisse offen. »Heißt das, Sie werden mir nicht mehr dabei helfen zu verschwinden?«, fragte er.

Klick. Ich legte auf. Diese Erfahrung war ein Weckruf für mich: Ich musste wissen, wer meine Kunden sind.

Wie man sich Gauner vom Leibe hält

Wenn ein Krimineller nicht aufhört, mich mit E-Mails vollzuspammen, schreibe ich immer zurück: »Passen Sie auf, die Polizei überwacht meinen E-Mail-Verkehr.« Das P-Wort ist ein Zauberwort, es wirkt bei solchen Leuten wie Knoblauch bei Vampiren.

Die Welt der Verschwundenen ist voller Leute wie Mr Vegas. Eine andere E-Mail kam von einem anonymen Verfasser mit einer Adresse wie »anarchist53992@hotmail.com«. Auch er fragte mich, ob ich ihm dabei helfen könne, zu verschwinden. Er sei gerade zu ein paar Hunderttausend Dollar gekommen und wolle keine neue Identität, wohl aber das Geld ins Ausland schaffen, damit niemand die Scheine oder ihn jemals fände.

Ich schrieb zurück: »Besorgen Sie sich einen Steueranwalt.« Er antwortete, dass er diesen Weg nicht beschreiten wolle. »Diesen Weg« war unterstrichen. Aha. Das sagte mir, dass er etwas will, was wir in der Branche einen »Taschenplan« nennen – das heißt einen Plan, um Geld ins Ausland zu schmuggeln.

Taschenplan: eine Methode, um Geld ins Ausland zu schmuggeln, damit man keine Steuer darauf zahlen muss. Das ist nichts, was ich Leuten beibringe.

Ich bezweifle ernsthaft, dass Mr Taschenplan ein echter Kunde mit ein paar Hunderttausend Flocken war. Ich hoffe doch sehr, dass jemand mit so viel Geld intelligent genug für einen anständigen Ausstiegsplan wäre, statt einem Fremden eine E-Mail zu schicken und seine Freiheit zu riskieren. Es gibt den alten Spruch, dass zwei ein Geheimnis bewahren können, wenn einer von ihnen tot ist. Mord ist keine gute Idee, also:

Behalten Sie Ihre Geheimnisse für sich selbst.

Mit den Jahren fangen Sie vielleicht an, sich etwas darauf einzubilden, wie Sie es geschafft haben, Ihre Verfolger abzuschütteln. Widerstehen Sie der Versuchung, damit anzugeben – gegenüber zurückgebliebenen Familienmitgliedern oder Freunden und Leuten, die Sie in Ihrem neuen Leben kennenlernen. Erzählen Sie es nicht einmal dem Barmann in Ihrem kleinen Stammlokal in dem costa-ricanischen Dorf, der unmöglich wissen kann, wovon Sie reden, da er ja kein Englisch spricht … oder etwa doch?

Sie werden Ihre Vergangenheit nie vergessen, und darum sollten Sie davon ausgehen, dass es auch Ihre Verfolger nicht tun. Haben Sie je *Les Misérables* gesehen oder *Die Elenden* gelesen, Victor Hugos Roman, auf dem das Musical basiert? Falls nicht, lege ich es Ihnen wärmstens ans Herz. Achten Sie genau auf die irrwitzige Entschlossenheit, mit der Inspektor Javert Jahr um Jahr Jean Valjean jagt. Es gibt einen Grund, warum die Figur des Javert so fesselnd ist, und das liegt nicht an seinem angenehmen Bariton. Er erinnert uns daran, dass die Geister der Vergangenheit die Angewohnheit haben, uns in der Gegenwart heimzusuchen!

Wie bleiben Sie wachsam, wenn die Jahre vergehen? Melden Sie sich bei Google Alerts mit Ihrem Namen und Ihrer E-Mail-Adresse an, damit Sie erfahren, ob es in den öffentlich zugänglichen Daten und Informationen über Sie Veränderungen gibt. Wechseln Sie alle paar Jahre Ihren Aufenthaltsort, jedenfalls so häufig, wie Ihr Geld und Ihre beruflichen Verpflichtungen es erlauben. Und schließlich: Genießen Sie das Leben. Nutzen Sie Ihr spurloses Verschwinden als Gelegenheit, um die Welt kennenzulernen, probieren Sie Neues aus, schütteln Sie Ihre Routine ab. Wenn Sie Ihr altes Leben hinter sich zurücklassen, verlieren Sie auch jede Ausrede, die Sie jemals hatten, nicht das Leben zu führen, das Sie sich erträumt haben.

Was Sie mehr als alles andere über die Welt der Verschwundenen wissen sollten, ist dies: Sie ist ein unbeschriebenes Blatt. Was Sie darauf festhalten, liegt ganz allein bei Ihnen.

Ein Rat zum Abschied

Denken Sie daran: Wenn zwei Männer in Trenchcoats vor Ihrer Tür stehen, ist es die Zivilfahndung des BKA. Wenn es nur ein Mann im Trenchcoat ist, dann ist es das Finanzamt. So oder so sollten Sie nicht aufmachen.

Nachwort zur deutschen Ausgabe

von Eileen C. Horan

Auf dem Gebiet des Datenschutzes und des Schutzes der Privatsphäre hat sich einiges getan, seit Frank und ich *Spurlos verschwinden* geschrieben haben. Es sind seither allenthalben Bücher erschienen, die ihren Lesern Anleitung geben, wie sie sich besser vor Datenklau und dem Ausspionieren ihres Privatlebens abschirmen können. Vielleicht hat das etwas mit dem Siegeszug der sozialen Medien in den letzten Jahren zu tun, zusammen mit den vernetzten elektronischen Geräten, allen voran das Smartphone, die unser Leben und den Austausch mit Freunden und Gleichgesinnten so viel leichter machen.

Die Technologie spielt eine Schlüsselrolle bei den Übergriffen auf unsere Privatsphäre. Als Frau und Detektivin, die sowohl Zielpersonen aufspürt als auch Kunden dabei hilft, einen Schutzwall gegen den Missbrauch ihrer Daten aufzubauen, sind mir die möglichen Probleme nur allzu bewusst, die sich ergeben können, wenn wir zu viele persönliche Informationen preisgeben.

Beginnen wir mit der Technologie, die uns im täglichen Leben unterstützt und so scheinbar harmlos daherkommt. Die Sprachsoftware Siri der Firma Apple ist schon lange ein Begriff, einer der ersten »Spähroboter« oder »automatisierten Stalker«, wenn man so will. Ziemlich neu ist der Amazon Echo, ein persönlicher Heimassistent, der mit dem Befehl »Alexa« aktiviert wird. »Alexa, kannst du mir bitte eine Pizza bestellen?« »Alexa, kannst du mir einen Termin beim Friseur machen?« Alexa ist gewiss hilfreich im Haushalt, wo wir doch so beschäftigt mit der Arbeit, der Schule und den Kindern sind. Aber glauben Sie nicht, dass es all das umsonst gibt. Alexa weiß alles über Sie – hoffentlich fängt sie nicht an, hinter Ihrem Rücken über Sie zu reden. Alexa hört nämlich mit ihren sieben Mikrofonen ständig zu, wie alle anderen persönlichen Heimassistenten.

Ein Anwalt in einem Mordprozess hat bei Gericht erfolgreich die Herausgabe der Sprachaufzeichnungen im Haus des Opfers erwirkt, um die Ereignisse kurz vor der Tat nachverfolgen zu können. Für die Anklage ist das gewiss ein Segen. Es verrät uns jedoch auch, dass es nur eine Frage der Zeit ist, bis es jemand schafft, illegal an solche Aufzeichnungen heranzukommen. Vielleicht ein Stalker, vielleicht ein gewalttätiger Liebhaber oder womöglich ein Datenhändler, der Informationen über Sie an den Meistbietenden verhökert. Ich bin sicher, dass Hacker schon dabei sind, auch diese Nuss zu knacken. Und Alexa ist nicht das einzige Programm, das bei uns »Mäuschen spielt«.

Es ist heute alltäglich geworden, mittels Partnerbörsen im Internet nach einer neuen Liebe oder einem Abenteuer zu suchen. Damit lassen sich unerwünschte Kandidaten so viel bequemer und schneller aussortieren als früher, wo wir auf Zufallsbegegnungen hoffen mussten oder wohlmeinende Freunde uns aufs Geratewohl mit einem oder einer Unbekannten zusammenbrachten. Lovescout.de, Parship.de, edarling.de und viele andere machen es leicht, den gut aussehenden Mann oder die aufreizende Frau unserer Träume zu finden. Beim Durchklicken entdecken wir Gesichter, aus denen der gewisse erste Funke überzuspringen scheint, und wenn der Lebenslauf so attraktiv ist wie das Gesicht, schicken wir der Person vielleicht einen Stupser. Ist der Kontakt hergestellt, tauschen wir unsere Telefonnummern aus, und danach wollen wir hoffen, dass wir unseren Prinzen oder unsere Prinzessin gefunden haben – hoffentlich ist es nicht jemand mit mehr als unerfreulichen Absichten! Sobald jemand Ihre Nummer hat, kann er unter Umständen mit einer Rückwärtssuche Ihre Adresse herauszufinden (bei einer Festnetz- leichter als bei einer Handynummer) und hat dann einen Ansatzpunkt für weitere Spionage: Er kann sich direkt in Ihre Mailbox wählen, wie oben beschrieben, und aus der Ansage Ihren vollen Namen gewinnen, diesen auf Facebook suchen etc. Das alles kann bis zur Ausforschung Ihrer Anruflisten, Verbindungsdaten, Arbeitsstelle, Freundeskreise und so weiter führen. Eine der schlimmsten Funktionen solcher Portale ist die Möglichkeit, die persönlichen Informationen durch die Ortungsdaten Ihres Smartphones zu ergänzen, sodass Interessenten laufend Ihre Bewegungen verfolgen können. Den Nutzern wird so ermöglicht zu sehen, wer schon ihren Weg gekreuzt haben könnte, wer in ihren Lieblingsrestaurants und -bars verkehrt etc. Vielleicht sitzen Sie gerade in der Frankfurter Weinstube im Römer, als Sie das unangenehme Gefühl beschleicht, beobachtet zu werden. Wenn Sie eine dieser Webseiten nutzen, stehen die Chancen nicht schlecht, dass Ihre Befürchtung stimmen könnte. Ich habe Fälle erlebt, wo die großartige Idee, endlich den Richtigen zu finden, für eine Frau zum Albtraum wurde. Stalking, belästigende Anrufe bis hin zum Telefonterror, bis die Frau schließlich umziehen muss. Männer sind dagegen nicht immun, auch Frauen können Männern, die sie begehren, die ihre Avancen aber zurückgewiesen haben, nachstellen. Kennen Sie den Film *Eine verhängnisvolle Affäre*, in dem ein verheirateter Anwalt (Michael Douglas) durch einen Seitensprung an eine Stalkerin gerät?

Ohne Facebook können viele heute gar nicht mehr leben. Facebook hat die Art verändert, wie Privatdetektive und andere Ermittler Zielfahndung betreiben. Hat Facebook auch Sie um Ihre Telefonnummer gebeten, mit dem Versprechen, sie selbstverständlich an niemanden weiterzugeben? Es ist angeblich nur eine Schutzmaßnahme, denn falls Sie Ihr Passwort vergessen, können Sie sich auf diese Weise ganz einfach wieder einloggen. Wie praktisch! Aber wenn jemand Ihre Telefonnummer in die Suchmaske eingibt, voilà, da sind Sie! Hoffentlich haben Sie in Ihren Einstellungen bei Inhalten, Kontakt und Suche nicht aller Welt erlaubt, Sie zu suchen, Kontakt zu Ihnen aufzunehmen und sämtliche Ihrer Aktivitäten zu verfolgen. Doch selbst dann gibt es noch Leute, die alles sehen: Die Techniker von Facebook wissen alles über Sie und speichern diese Daten. Die Facebook-App für Handys ist besonders übergriffig: Selbst wenn Sie einen Aliasnamen verwenden, durchstöbert sie Ihr Telefonbuch und all Ihre Kontakte, darunter Leute, die nicht auf Ihrer Freundesliste stehen. Bald werden Ihnen auch deren Namen als Vorschläge für neue Freunde präsentiert, was nur bedeuten kann, dass umgekehrt auch Sie diesen Leuten als neue Freundin vorgeschlagen werden. Vergessen Sie nicht, dass Facebook ständig Ihren Aufenthaltsort verfolgt, wenn Sie die Funktion nicht ausgeschaltet haben. Das ist ein ungeheuerlicher Eingriff in Ihre Privatsphäre, doch wenn Sie das Kleingedruckte lesen, haben Sie ihm bei der Installation zugestimmt. Facebook hat sich seit seinen Anfängen ständig gewandelt und wird es weiter tun. Was wir heute für privat halten, könnte bald öffentlich sein. Haben Sie je nach Ihrer alten Flamme gesucht? Nun, bald könnte man sehen, wie oft Sie das getan haben. Sie besuchen eine Webseite, auf der über eine Krankheit aufgeklärt wird, unter der Sie leiden? Bald könnte die Information öffentlich gemacht werden. Wir wissen einfach nicht, was die Zukunft bereithält und welche Veränderungen Facebook noch einführen wird. Das gewaltigste Informationsimperium mit Daten über nahezu alles und jeden ist Google. Google weiß alles. Er wird vermutet, dass Google jede Suche von jedem Nutzer seit dem ersten Tag seiner Inbetriebnahme gespeichert hat. Wozu soll all diese Information gut sein? Nur die Zeit wird die Antwort darauf geben.

Noch beängstigender sind die neuen sprachgesteuerten TV-Fernbedienungen und einige Kabel-TV-Boxen, auch von denen werden Sie belauscht. Es wäre schön, wenn meine Familie und ich unter uns wären, wenn wir abends im Wohnzimmer fernsehen und über unseren Tag plaudern, erst recht im Schlafzimmer, wo auch ein Fernsehgerät steht, ein Ort, an dem wir die intimsten Gespräche führen. Wenn Sie eines dieser neuen Geräte besitzen, sind Sie jedoch leider nicht mehr allein, neben Ihnen könnte sehr wohl irgendein Angestellter von Unitymedia, Tele Columbus, der Deutschen Telekom oder eines anderen TV-Anbieters oder eines mit ihnen verbundenen Dienstleisters sitzen und Ihr Privatleben belauschen. Die Sender sammeln so zum Beispiel nutzerbezogene Daten über den privaten Fernsehkonsum, Programmwechsel etc. Doch die Spähfunktionen der Smart-TVs machen uns, wie Amazon Echo, verwundbar für Angriffe auf unsere Privatsphäre. Sobald Informationen irgendwo gespeichert werden, könnte sich jemand Zugriff darauf verschaffen und sie an den Meistbietenden verkaufen. Es muss kein Angriff auf Sie persönlich sein, es geht einfach nur um ein Geschäft mit Daten.

Alle Smartphone-Apps sind gleich. Wenn Sie irgendwann die Zeit finden, lesen Sie das Kleingedruckte. Eine öde Lektüre, wohl wahr, aber an irgendeiner Stelle wird dort immer erklärt, dass die App Ihre Informationen nutzen wird und was sie damit vorhat. Oft werden sie an Werbetreibende verkauft. Doch Spam ist nur der lästige Anfang. Hat bei Ihnen schon einmal eine App den Zugriff auf das Mikrofon des Handys erbeten, eine, die nicht zum Telefonieren dient? »Auf keinen Fall!«, sollte Ihre Antwort lauten. »Und du darfst auch nicht auf meine Kamera und meine Kontaktliste zugreifen, tut mir leid!«

So wie Handy-Apps ist auch das Betriebssystem Windows 10 eine Herausforderung für alle, denen der Schutz ihrer Privatsphäre am Herzen liegt. Es scheint mir geglückt zu sein, die digitale Assistentin des Systems, Cortana, abzuschalten, aber ich bin mir nicht sicher, ob das wirklich einen Unterschied macht.

Dann sind da die Aktivitätsmesser, Fitnessarmbänder wie Fitbit zum Beispiel, die uns beobachten. Ich frage mich, wie lange es wohl noch dauern wird, bis Krankenkassen unsere Gesundheitsdaten kaufen. Apple Watch ist eine ebenso große Datenkrake. Wir stehen ständig unter technologischer Überwachung. Ob es uns gefällt oder nicht, wir werden ausgeforscht. Es kann schwer sein, solcher Überwachung ganz zu entgehen. Die Liste der Geräte, die uns ausspähen, wird immer länger. Womöglich macht Ihnen das gar nicht so viel aus, es sei denn, Sie sind eines der zahlreichen Stalking-Opfer. Oder Sie sind einem gewalttätigen Liebhaber entkommen und untergetaucht. Was, wenn Sie weiter verfolgt werden?

Das ist nur die Spitze des Eisbergs, wir wissen nicht, wie all diese Daten in Zukunft genutzt werden oder von wem. Der einzige Weg, es zu vermeiden, besteht darin, auf die Nutzung all dieser Produkte zu verzichten. Vermutlich dürfte das für Sie kaum infrage kommen.

Es gibt immer Mittel und Wege, die Übergriffe auf Ihre Privatsphäre zu verringern, falls Sie dies wünschen. Es ist zwar etwas mühselig, alles zu trennen, aber sobald Sie es erledigt haben, werden Ihre Kundenkonten leichter zu verwalten sein. Nutzen Sie Ihre berufliche E-Mail-Adresse nicht für persönliche Konten bei sozialen Medien oder Apps, die nicht unbedingt für die Arbeit verwendet werden. Mischen Sie auf keinen Fall E-Mail-Adressen und Telefone zugleich für die geschäftliche und persönliche Kommunikation. Legen Sie eine E-Mail-Adresse an, die mit Ihrer »echten« Adresse nichts zu tun hat, und nehmen Sie diese für Ihre Apps. Wenn Sie schon die App eines sozialen Mediums installieren müssen, nutzen Sie dafür eine Prepaid-SIM-Karte auf einem Billighandy. Installieren Sie nicht die Adressbücher Ihres echten Handys oder den Abruf Ihrer E-Mails, sondern erledigen Sie dies mit einem neuen Gerät nur für diesen Zweck.

Abgesehen davon, dass die meisten von uns darüber nachdenken sollten, ihre Daten und Informationen besser unter Verschluss zu halten, gibt es auch noch diejenigen, die vollständig untertauchen und verschwinden müssen.

Ich erhalte jeden Monat Anfragen von Frauen, die verschwinden möchten. Nachdem 2009 in der englischen Ausgabe des *Cosmopolitan* ein Artikel über meine Arbeit zum Schutz misshandelter Frauen erschienen war, sind diese Fälle jedes Jahr kontinuierlich mehr geworden. Allein in Deutschland gibt es über hunderttausend gemeldete Missbrauchsfälle jedes Jahr, die Mehrheit der Opfer ist weiblich. Mein erster Rat ist immer derselbe: Suchen Sie sich einen Rechtsbeistand. Ich bin keine Anwältin und gebe keine juristischen Ratschläge. Im Hinblick auf den Schutz der Privatsphäre haben Frauen einige spezielle Probleme, die zu berücksichtigen sind, wenn sie sich zum Untertauchen entschließen. Meist fliehen sie vor gewalttätigen Männern oder Ehemännern. Häufig steht das Sorgerecht für die Kinder einem Umzugsplan im Weg, und Frauen mit minderjährigen Kindern fällt der Entschluss zu verschwinden oft besonders schwer. Statistisch erdulden die Opfer sieben Jahre lang häusliche Gewalt, bevor sie ihr endlich entfliehen. Es ist wichtig, alle Fälle von Misshandlungen zu dokumentieren; protokollieren Sie jeden Ihrer Anrufe bei der Polizei, damit Sie gewappnet sind, wenn die Zeit zur Erwirkung eines Kontaktverbots gekommen ist. (Womöglich benötigen Sie einen Freund oder einen Angehörigen, der die Protokolle für Sie aufbewahrt, falls Sie befürchten müssen, dass der Täter sie bei Ihnen findet und vernichtet.) Sie müssen die Gründe nennen, warum Sie und Ihr Kind Schutz benötigen. Wenn es Sorge um die Sicherheit des Kindes gibt, können Sie eine Aussetzung des Umgangsrechts erwirken, was etwas anderes ist als das Sorgerecht. Ein Familiengericht könnte ausreichende Gründe dafür erkennen und dem Vater damit praktisch das Recht verwehren, das Kind zu sehen. Sie sollten sich, wie gesagt, in jedem Fall von einem Anwalt beraten lassen, denn die Gesetze ändern sich. Meist sind Mütter nur bereit, das Kind aus der vertrauten Umgebung zu reißen, wenn ihm echte Gefahr droht; leider kommt das häufig vor. Das ist natürlich ein ernster Entschluss, bei dem, abhängig vom Alter, Fragen im Zusammenhang mit der schulischen Situation, Freunden, Verwandten, ja, heiß geliebten Haustieren zu erwägen sind, und es ist zu hoffen, dass die Entscheidung nicht leichtfertig getroffen und mit dem Kind besprochen wird, sofern es alt genug ist. Einem kleinen Kind zu erklären, was geschieht, kann schwierig sein. Planung ist der Schlüssel zu einem glatten Übergang. Dies gesagt, ist hinzuzufügen, dass es gegen das Gesetz verstößt, ein minderjähriges Kind vom anderen Elternteil fortzunehmen, falls nicht ein Gericht dies entschieden hat.

Das gemeinsame Sorgerecht in Deutschland bedeutet, dass die Elternteile sich miteinander beraten und gemeinsame Entscheidungen über Fragen wie schulische Bildung, Wahl der Religionszugehörigkeit und ärztliche Eingriffe treffen müssen. Ein Elternteil allein darf keine Entscheidung für das Kind treffen, ohne den anderen Elternteil zu fragen. Können sich die Eltern nicht einigen, kann das Gericht die Entscheidungsbefugnis in bestimmten Fragen einem Elternteil übertragen. Manchmal stellt sich das Familiengericht auf die Seite eines Elternteils, doch die Regel ist das nicht. Wenn ein Elternteil nach der Trennung umziehen will, geht dies bei gemeinsamem Sorgerecht nur mit der Einwilligung des anderen Elternteils.

Unverheiratete Väter erhalten nach einer Gesetzesänderung seit 2013 das Mitsorgerecht, auch wenn die Mutter dies nicht wünscht. Ist der Vater unbekannt, hat die sorgeberechtigte Mutter natürlich das Recht, umzuziehen.

Will ein Elternteil mit dem Kind an einen anderen Ort umziehen, besonders in ein anderes Land, muss es das alleinige Sorgerecht und das Recht beantragen, den Wohnort des Kindes allein zu bestimmen. Denken Sie daran, dass auch der Vater das Recht hat, das alleinige Sorgerecht zu beantragen, daher ist es wichtig, keine Zeit zu verlieren, sobald Sie sich zum Weggang entschlossen haben. Wenn Sorge um die Sicherheit des Kindes besteht, kann das Gericht seine Entscheidung darauf gründen und die Mutter mit der alleinigen Sorge betrauen. Wieder sollten Sie lange vor dem gewünschten Zieldatum einen Anwalt zurate ziehen, und achten Sie darauf, dass Sie sich mit allem im Rahmen des Gesetzes bewegen. Es gibt in allen größeren Städten in Deutschland viele Stellen und Hilfsangebote für Sie, um ein neues Leben zu beginnen.

Solange all diese rechtlichen Aspekte angemessen berücksichtigt werden, kann eine Frau mit ihren Kindern umziehen. Wenn Sie die Methoden anwenden, die Frank und ich entwickelt haben, können Sie ganz neu anfangen. Nach Bereinigung aller rechtlichen Hindernisse wird Ihr Neuanfang glatter verlaufen. Die Methoden, die wir in diesem Buch im Einzelnen schildern, werden den Übergang für Sie sehr viel einfacher machen, sodass Sie hoffentlich bald Ihr neues Leben an einem anderen, selbst gewählten Wohnort genießen können. Schreiben Sie mir gern ein paar Zeilen und schicken Sie eine Postkarte.